国家自然科学基金青年项目（71503057）暨
广东省自然科学基金博士启动项目（2015A030310475)研究成果

中国公立医疗集团协同机制研究

罗桢妮　著

U0250140

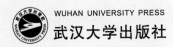

WUHAN UNIVERSITY PRESS
武汉大学出版社

图书在版编目(CIP)数据

中国公立医疗集团协同机制研究/罗桢妮著.—武汉:武汉大学出版社,2021.1
ISBN 978-7-307-21793-5

Ⅰ.中⋯　Ⅱ.罗⋯　Ⅲ.医药卫生组织机构—管理—研究—中国
Ⅳ.R197

中国版本图书馆 CIP 数据核字(2020)第 178345 号

责任编辑:杨晓露　　责任校对:汪欣怡　　版式设计:韩闻锦

出版发行:**武汉大学出版社**　(430072　武昌　珞珈山)
(电子邮箱:cbs22@whu.edu.cn　网址:www.wdp.com.cn)
印刷:武汉邮科印务有限公司
开本:720×1000　1/16　印张:14.5　字数:209 千字　插页:1
版次:2021 年 1 月第 1 版　　2021 年 1 月第 1 次印刷
ISBN 978-7-307-21793-5　　定价:42.00 元

前　言

随着改革渐行渐深，新一轮医药卫生体制改革取得了显著成效，同时也凸显出医改的关键点和重点、难点在于公立医院的改革。2009 年 4 月 6 日，《中共中央国务院关于深化医药卫生体制改革的意见》明确指出："深化公立医院与基层医疗卫生机构的分工协作机制，提高医疗体系整体效率"，"指导公立医院改革试点地区开展公立医院布局与结构调整工作"等。《国务院关于印发"十三五"深化医药卫生体制改革规划的通知》提出，要"优化医疗卫生资源布局，明确各级各类医疗卫生机构功能定位，加强协作，推动功能整合和资源共享"，再次强调"调动三级公立医院参与分级诊疗的积极性和主动性"，"鼓励打破行政区域限制，推动医疗联合体建设，与医保、远程医疗等相结合，实现医疗资源有机结合、上下贯通"。医院改革的深化关键在于更新观念，主动适应形势，在经营机制、服务模式、竞争方式等方面实行战略性转变。

在很长的一段历史时期内，由于缺乏战略性布局和分工协作机制，我国绝大部分公立医院处于一种重复建设、资源浪费、各自为营的状态。我国医疗服务体系网络整体上存在明显的断裂和缺陷，人们往往难以获得多层级医疗机构所提供的高效而整合的医疗服务。因此，公立医院的运行模式、服务理念、医疗资源配置的公平性、可及性以及效率都出现了诸多问题。为改变卫生资源的倒三角配置，必须打破界限，加强宏观管理，积极实施区域卫生规划，建立有效的体制和机制，健全完善的医疗服务体系。作为医疗机构重组的一种形式，医疗集团是对过去分散型的、间断式的医疗模式的有效改革方式之一。

医疗集团的建立有助于改进医疗服务体系中大型城市医院和基层医

疗机构分级医疗与急慢分治缺失的问题，提高卫生资源的配置效率与技术效率。随着社会、经济的不断进步，居民健康需求的不断拓展，医院集团化这一模式已成为医药卫生体制改革，尤其是公立医院改革的重要内容。

但是，公立医疗集团在组建和发展过程中也出现了一些问题和阻碍。首先，一些医疗集团在政府部门的支持下，盲目地进行兼并、重组，但又缺乏协同合作意识，使得集团内部联系纽带脆弱，难以通过整合提高资源利用效率和运行效率，进而阻碍医疗集团形成核心竞争力。出于行政部门政策需求而进行盲目的集团化扩张也会存在规模不经济的可能，管理和资源无法与之匹配，导致大而不强。其次，由于缺乏整体区域卫生规划设计，一些医疗集团并没有完全理顺核心医院和成员医疗机构之间的关系，集团内部工作存在责权利不明等问题，原有的组织体系和运作机制并无改变，使得集团"集而不团"、十分松散，实际运作过程中存在很多困难，集团流于形式。再次，公立医院集团化改革应该是基于维护整体利益和进一步深化新医改、实现区域卫生规划、健全医疗卫生服务体系的需要，而非仅仅出于市场利益的驱动和医疗机构作为经济实体的发展冲动。另外，当前国内组建的一些公立医疗集团由于整合方式与运行机制的问题，成员单位间仍然存在着缺乏协调与互动，协同合作效率低下的问题。

因此，公立医疗集团协同能力评价与提升、协同合作机制构建及其实现路径研究对于提高医疗资源利用率、改善医疗服务质量、健全医疗服务体系具有重要的理论和现实意义。

本书围绕中国公立医疗集团协同机制研究撰写，共有十章内容。第一章绪论，第二章相关理论与文献简述，第三章我国公立医疗集团模式探索与进展，第四章我国公立医疗集团协同发展问题分析，第五章我国公立医疗集团协同能力体系框架和理论模型，第六章我国公立医疗集团协同能力计量模型验证，第七章我国公立医疗集团协同能力综合指数分析，第八章典型公立医疗集团协同发展案例分析，第九章我国公立医疗集团协同治理结构构建，第十章适合我国国情的公立医疗集团协同实现路径。本书以期在系统协同的视域下，探讨影响公立医疗集团协同发展及其协同能力的深层次原因，构建符合我国国情的公立医疗集团协同合作机制理论体系框架，探讨合乎现实且可操作的公立医疗集团协同能力的建设策略和提升路径，为国家相关决策部门设计和制定公立医院改革方案及其医疗集团组建思路与方案提供理论参考和政策依据，促进公立医疗集团健康、持续与协同发展。

本书系国家自然科学基金青年项目（71503057）、广东省自然科学基金博士启动项目（2015A030310475）的研究成果。衷心感谢为课题提供帮助的老师、专家、同行、朋友。希望广大阅读者能对本书的不足及研究工作提出指导意见，欢迎共同探讨，为发展我国医药卫生事业而共同奋斗。

目　　录

第一章 绪 论

第一节 公立医疗机构改革

自 2009 年至今，随着改革渐行渐深，新一轮医药卫生体制改革取得了显著的效果和成绩，同时也凸显出医改的关键点和重点、难点在于公立医院的改革。2009 年 4 月 6 日，《中共中央国务院关于深化医药卫生体制改革的意见》明确指出，要"完善体制机制，保障医药卫生体系有效规范运转"，其中就包括"推进公立医院管理体制改革"和"建立规范的公立医院运行机制"。推进公立医院管理体制改革方面，"要从有利于强化公立医院公益性和政府有效监管出发，积极探索政事分开、管办分开的多种实现形式；进一步转变政府职能，卫生行政部门主要承担卫生发展规划、资格准入、规范标准、服务监管等行业管理职能，其他有关部门按照各自职能进行管理和提供服务；落实公立医院独立法人地位"。建立规范的公立医院运行机制方面，"公立医院要遵循公益性质和社会效益原则，坚持以病人为中心，优化服务流程，规范用药、检查和医疗行为；深化运行机制改革，建立和完善医院法人治理结构，明确所有者和管理者的责权，形成决策、执行、监督相互制衡，有责任、有激励、有约束、有竞争、有活力的机制；推进医药分开，积极探索多种有效方式逐步改革以药补医机制；通过实行药品购销差别加价、设立药事服务费等多种方式逐步改革或取消药品加成政策，同时采取适当调整医疗服务价格、增加政府投入、改革支付方式等措施完善公立医院补偿机制；进一步完善财务、会计管理制度，严格预算管理，加强财务监管和运行监督；地方可结合本地实际，对有条件的医院开展'核定收支、以收抵支、超收上缴、差额补助、奖惩分明'等多种管理办法的试点；改革人事制度，完善分配激励机制，推行聘用制度和岗位管理制度，严格工资总额管理，实行以服务质量及岗位工作量为主的综合绩效考核和岗位绩效工资制度，有效调动医务人员的积极性"。而新医改初期，要着力抓好五项重点改革，其中一项便是"推进公立医院改革试点"。改革公立医院管理体制、运行机制和监管机制，积极探索政事分开、管办分开的有效形式；完善医院法人治理结构；推进公立医院补偿机制改革，加大政府投入，完善公立医院经济补偿政策，逐步解决"以药补医"问题；加快形成多元化办医格局，鼓励民营资本举办非营利性医院；大力改进公立医院内部管理，优化服务流程，规范诊疗行为，调动医务人员的积极性，提高服务质量和效率，明显缩短病人等候时间，实现同级医疗机构检查结果互认，努力让群众看好病。

2010年2月，原卫生部等五部委部署全国公立医院改革试点工作，联合发布《关于公立医院改革试点的指导意见》（以下简称《指导意见》）。时任原卫生部部长陈竺指出，公立医院是以保障和增进人民健康为宗旨的公益性事业单位，是群众看病就医的主要场所；推进公立医院改革是实现人人享有基本医疗卫生服务目标的必然要求，是建立基本医疗卫生制度其他任务的重要保障，对于保障和改善民生、促进人民群众公平享有医疗卫生服务具有重大意义；公立医院改革涉及广泛、深刻、重大的利益格局调整，是医改各项工作中最为艰巨的任务。公立医院改革试点主要任务有九项：一是完善公立医院服务体系，加强公立医院规划和调控，优化公立医院结构布局，建立公立医院之间、公立医院与城乡基层医疗卫生机构的分工协作机制；二是改革公立医院管理体制，明确各级政府举办公立医院的职责，积极探索管办分开的有效形式，逐步实现公立医院统一管理，建立协调、统一、高效的公立医院管理体制；三是改革公立医院法人治理机制，明确政府办医主体，科学界定所有者和管理者责权，探索建立以理事会等为核心的多种形式的公立医院法人治理结构，制定公立医院院长任职资格、选拔任用等方面的管理制度，探索建立医院院长激励约束机制；四是改革公立医院内部运行机制，完善医院内部决策执行机制和财务会计管理制度，深化公立医院人事制度改革，完善分配激励机制；五是改革公立医院补偿机制，合理调整医药价格，逐步取消药品加成政策，加大政府投入，实现由服务收费和政府补助两个渠道补偿，完善医疗保障支付制度；六是加强公立医院管理，确保医疗安全，提高医疗服务质量，改善医院服务；七是改革公立医院监管机制，加强公立医院医疗服务安全质量监管和经济运行监管，充分发挥社会各方面对公立医院的监督作用；八是建立住院医师规范化培训制度，开展住院医师规范化培训；九是加快推进多元化办医格局，鼓励、支持和引导社会资本发展医疗卫生事业，鼓励社会力量举办非营利性医院。

国务院决定，按照先行试点、逐步推开的原则，由各省(区、市)分别选择 1～2 个城市或城区开展试点，国家选择 16 个试点城市加以重点联系指导，待经验成熟、条件具备再向全国推开。16 个国家联系试点城市包括：东部地区有辽宁省鞍山市、上海市、江苏省镇江市、福建省厦门市、山东省潍坊市、广东省深圳市等 6 个试点城市；中部地区有黑龙江省七台河市、安徽省芜湖市、马鞍山市、河南省洛阳市、湖北省鄂州市、湖南省株洲市等 6 个试点城市；西部地区有贵州省遵义市、云南省昆明市、陕西省宝鸡市、青海省西宁市等 4 个试点城市。同时，各省也确定了 31 个省级试点城市承担省域改革探索任务。至此，全国共有 47 个城市陆续开展试点工作。各省(市)、各试点城市高度重视公立医院改革试点工作，迅速行动起来，建立健全领导和工作机制，认真研究部署试点工作，紧锣密鼓地推进各项准备工作，根据《指导意见》并结合本地实际情况，制定了试点的实施方案或实施意见，全面启动试点工作。

公立医院改革试点工作开展 10 个月后，取得了初步成效。在中央层面，原卫生部与国家发改委、中央编办、财政部、人社部等部门密切配合，完善政策措施。如研究制定有关社会资本办医，研究修订医院财会制度，制定公立医院编制标准等。医院服务管理改革也同时进行。全

3

面推行预约诊疗、医患纠纷第三方调解和投诉管理工作，全国1200所三级医院实行预约诊疗和分时段就诊；在23个省110家医院对112种疾病开展临床路径管理试点，在全国900多家医院的7300多个病房开展优质护理服务示范工程，在22个省近100家医院开展电子病历试点，在5个省开展执业医师多点执业试点；选择50个病种开展单病种付费试点。在试点城市层面，出台了一批公立医院改革配套政策措施，紧紧围绕解决群众看病难、看病贵问题，把作用直接和易于操作的任务作为改革重点。上海、北京、鞍山、芜湖、宝鸡、鄂州等试点城市重点抓好公立医院设置规划和布局，医保和新农合、城乡医疗救助总额预付和即时结算；上海、天津等城市推行住院医师规范化培训；深圳市实行医院与社区一体化、网络化建设，实行社区卫生服务院办院管；陕西省重点抓好子长县、府谷县、镇安县、神木县(现神木市)等一批县级医院改革，建立县乡联动机制；天津市泰达心血管病医院在创新管理体制机制、加强内部管理、改善服务方面进行积极探索，创新公立医院运行模式。同时，北京市、洛阳市对公立医院管理体制，镇江市、潍坊市、深圳市对法人治理机制，北京市、鞍山市、芜湖市、马鞍山市对补偿机制，深圳市、宝鸡市对上下联动机制，昆明市对多元化办医体制，都进行了富有建设性的改革探索。各试点城市推进改革的具体措施和做法，为进一步推进改革探索积累了经验，使公立医院改革的方向更加明确，思路更加清晰。

2011年2月，国务院办公厅印发《医药卫生体制五项重点改革2011年度主要工作安排的通知》，提到不断深化体制机制改革试点，形成公立医院综合改革经验；以病人为中心完善公立医院内部运行机制，方便群众就医。同时还要求深化公立医院与基层医疗卫生机构的分工协作机制，提高医疗体系整体效率。(1)着力提高县级医院服务能力，使县级医院成为县域内医疗卫生中心，带动乡村共同提高医疗卫生服务水平。积极推进县级医院综合改革，形成维护公益性、调动积极性的高效运行机制。(2)进一步巩固和深化三级医院对口支援县级医院长期合作帮扶机制。重点帮助县级医院加强人才培养和能力建设，全国安排6000名县级医院医务骨干人员到三级医院进修学习。三级医院与对口的县级医院建立远程医疗系统。(3)鼓励各地采取多种方式建立基层医疗卫生机构与县级及其以上医疗机构合作的激励机制,引导有资历的医师到基层医疗卫生机构开展执业活动。探索建立长期稳定、制度化的协作机制,逐步形成基层首诊、分级医疗、双向转诊的服务模式。组建医疗小分队,为边远地区提供巡回医疗服务。

随后,《国务院办公厅关于印发2011年公立医院改革试点工作安排的通知》对公立医院改革工作进行了具体的部署,在开展重大体制机制综合改革(推进管办分开、政事分开、医药分开,营利性与非营利性分开)试点的同时,推进公立医院服务体系建设发展,主要包括优化公立医院布局结构、优先建设发展县级医院、建立公立医院与基层医疗卫生机构的分工协作机制、加快推进医院信息化建设等。此外,还强调在全国推行惠民便民措施,充分调动医务人员积极性,以及推进形成多元化办医格局。优化公立医院布局结构,研究制定强化区域卫生规划的指导意见,完善区域医疗机构设置规划指导原则,研究制定不同地区医疗资源配置指导标准,制定公立医院布局结构调整指导意见。按照总量控制、结构调整、规模适度的原则,严格控制公立医院建设规模、标准和贷款行为,采取新建、改扩建、迁建、整合、转型等方式,优化配置公立医院资源。优先建设发展县级医院,政府在每个县重点办好1所县级医院,深化城市三级医院对口支援县级医院工作,采取合作、托管、选派院长、团队支援等方式,提高县级医院的管理和服务能力,逐步推进县级医院综合改革。建立公立医院与基层医疗卫生机构的分工协作机制,加强县级医院对乡镇卫生院的支持,在全国20%的县(市)探索推进县乡纵向技术合作,提高农村医疗卫生服务体系的整体效率;在城市公立医院与社区卫生服务机构之间建立长期稳定的分工协作机制,采取签订长期合作协议等多种形式,综合运用医保支付、医药服务价格调整、财政投入等政策,鼓励大医院医生到基层出诊,逐步形成基层首诊、分级医疗、双向转诊的格局。加快推进医院信息化建设,研究建立全国统一的医院信息化建设标准体系,为实现跨机构、跨区域、跨领域的医疗信息资源互联互通、共享利用奠定基础；统一规划，整合资源，逐步完善与区域卫生信息系统衔接、以电子病历建设和医院管理为重点的医院信息化网络，支持医院和医务人员以病人为中心提供协调、连贯、便捷的服务，同时，为公立医院与基层医疗卫生机构建立上下联动的分工协作机制、建立高效的医疗服务监管制度提供技术支持；推动县级医院与城市三级医院开展远程医学活动，实现远程会诊、远程诊断、远程检查、远程教育和信息共享，充分发挥优质医疗资源的辐射作用。

公立医院改革试点启动1年后，积极开展重大体制机制改革探索。各地按照"四个分开"的原则，因地制宜，大胆探索，在重大体制机制改革的各个方面涌现出丰富多样的做法，通过实行"管办分开"改革管理体制，实行"政事分开"改革治理机制，实行"医药分开"改革补偿机制等。同时，大力推进医疗服务体系调整重组，针对区域、城乡、结构等医疗资源配置不均衡情况，采取各种方式促进医疗资源的调整重组，完善医疗服务体系。北京、上海、鞍山、深圳、芜湖、洛阳、宝鸡等地采取中心城区控制发展、整合资源、搬迁重建，郊区、新区、卫星城区通过新建、改扩建、举办分院等方式，优化公立医院地区布局，提高医疗服务可及性，减缓中心城区的医疗服务和交通压力，加强薄弱地区和薄弱领域的能力建设。中央财政投入300多亿元，支持2000多所县级医院进行标准化建设，改善县级医院就医环境和条件；全国普遍开展城乡对口支援，1100多所三级医院与2139家县级医院建立长期对口协作关系，城市三级医院为县级医院培训6000多名骨干医师，明显提高县级医疗管理和服务能力。各地在城市医院与社区卫生服务机构、城市大医院与县级医院、县级医院与乡镇卫生院三个领域，积极探索建立公立医院与基层医疗卫生机构间上下联动、分工协作的有效机制，形成了签订长期协作协议、托管、组建医疗联合体或医疗集团、实行院办院管等不同形式；镇江市依托江苏康复、江苏江滨两大医疗集团，将城区13家社区卫生服务中心全部加入并实行一体化、紧密化管理，社区卫生服务利用率和居民选择社区首诊率显著提高，2010年城市社区卫生服务机构完成门诊急诊量占全市门诊总量的54%；芜湖、马鞍山、鞍山、洛阳等试点城市也探索组建医疗集团,促进资源共享,实现集团内医院与基层医疗卫生机构的资源纵向流动和业务分工协作;深圳、厦门等地探索采取"院办院管"的方式发展社区卫生服务中心,提高了基层医疗卫生机构的服务能力和水平,增强了群众的认可度和信心,实现了资源纵向流动、服务上下联动,提高了医疗卫生资源的利用效率。从宏观方面看,试点地区医疗资源配置开始向好的方向调整,公立医院布局结构开始调整优化,基层服务能力和水平日益提高,公立医院发展与经济社会发展、人民群众需求、城镇化发展的一致性、协调性在增强。从微观方面看,随着一系列看得准、见效快的政策措施的实施,公立医院在服务、安全、质量、成本、效率等方面开始改进,人民群众开始享受到公立医院改革带来的好处。

2012年3月,《国务院关于印发"十二五"期间深化医药卫生体制改革规划暨实施方案的通知》提到,公立医院改革需要深化拓展;随着经济社会进入新的发展阶段,工业化、城镇化、农业现代化、经济全球化以及人口老龄化进程加快,城乡居民健康需求不断提升并呈现多层次、多元化特点,进一步加剧了卫生资源供给约束与卫生需求日益增长之间的矛盾;对优化资源配置、扩大服务供给、转变服务模式等都提出了更高要求。公立医院改革以县级医院为重点,统筹推进管理体制、补偿机制、人事分配、药品供应、价格机制等方面的综合改革,由局部试点转向全面推进。并提出,推进医疗资源结构优化和布局调整,鼓励各地整合辖区内检查检验资源,促进大型设备资源共建共享等。2012年6月,国务院印发《关于县级公立医院综合改革试点的意见》,把县级公立医院综合改革作为公立医院改革的重中之重,明确县级医院功能定位,强调加强上下联动,积极探索以多种方式建立县级医院与基层医疗卫生机构、城市三级医院长期稳定的分工协作机制,通过开展纵向技术合作、人才流动、管理支持等多种形式,提高农村医疗卫生服务体系整体效率,形成优质医疗资源流动的长效机制。

2014年,启动实施第二批县级公立医院综合改革试点,扩大城市公立医院综合改革试点。城市公立医院改革试点主要工作:一是科学规划布局医疗卫生资源，推进公立医院规划布局调整；二是破除以药补医、建立科学补偿机制；三是推动分级诊疗制度建设，健全分级诊疗体系；四是深化医保支付制度改革；五是建立符合医疗行业特点的人事薪酬制度；六是推动现代公立医院管理制度建设；七是推动药品供应保障制度改革；八是推动监管机制改革。医改是一道世界性难题，公立医院改革是难题中最难啃的"硬骨头"。"看病难、看病贵"主要集中在大城市。我国医疗资源配置不均衡，不合理的就医习惯，既加剧了看病难，也浪费了医疗资源。2014 年，分级诊疗是最受关注的医改热词，勇于先行先试的省（区、市）实施方案虽各有侧重，但目标都是指向构建起基层首诊、双向转诊、急慢分治、上下联动的分级诊疗体系。青海省、四川省、甘肃省等发挥医保杠杆作用，转变患者就医观念，分级诊疗就医新秩序逐渐形成。山西省、浙江省等推进优质资源下沉，提升基层服务能力，促进分级诊疗的实现。北京市构建分级诊疗体系的主要渠道是组建医联体，截至 2014 年年底，北京组建了 29 个医联体，包括 12 家三级医院、49 家二级医院和 224 家社区卫生服务机构；北京严格控制政府举办医疗机构的规模，调整政府办医疗机构布局，明确不同级别、层级医疗机构的规模、数量和功能定位；建立区域医疗中心、专科医院、康复医院、护理院和基层医疗卫生机构分工协作的医疗服务体系；统一规划各区（县）范围内由三级、二级、一级医院组成的跨行政隶属关系、跨资产所属关系的医疗联合体，医疗联合体的辐射范围以附近居民为主，同时通过电子信息和远程会诊等手段实现跨区支援。在辽宁省打出的构建分级诊疗组合拳中，落实区域卫生规划起到了引领作用；在规划基础上，辽宁省进一步明确大型公立医院的功能定位，并继续推进紧密型医联体模式。

2015 年，在全国所有县（市）的县级公立医院破除以药补医，以管理体制、运行机制、服务价格调整、人事薪酬、医保支付等为重点，全面推开县级公立医院综合改革。在《国务院办公厅关于全面推开县级公立医院综合改革的实施意见》中提出优化县域医疗资源配置，加强上下联动。推动医疗资源集约化配置；建立上下联动的分工协作机制，以提升基层医疗卫生服务能力为导向，以业务、技术、管理、资产等为纽带，探索构建包括医疗联合体在内的各种分工协作模式，完善管理运行机制，引导开展有序竞争；加强县级公立医院、基层医疗卫生机构等医疗机构的纵向协作；推动县域分级诊疗。

2015 年，城市公立医院综合改革试点进一步扩大。为探索改革的路径，2010 年，国家在 17 个城市启动了公立医院改革试点，2014 年试点城市扩大到 34 个，2015 年增加到 100 个，2016 年达到 200 个。

2016 年，《国务院深化医药卫生体制改革领导小组关于进一步推广深化医药卫生体制改革经验的若干意见》发布，表示深化医改取得重大进展和明显成效，其中公立医院综合改革持续拓展深化，全国 1977 个县 (市) 全面推开县级公立医院综合改革，公立医院综合改革试点城市扩大到 200 个，科学的管理体制和运行机制正在形成。并提出加快分级诊疗制度建设，按照政府主导、自愿组合、区域协同、方便群众的原则，以资源共享和人才下沉为导向，建立医疗资源纵向联合体，提升基层服务能力。

2017 年，所有地级以上城市全面推行公立医院改革，全部取消药品加成。

从《中共中央国务院关于深化医药卫生体制改革的意见》明确指出 "深化公立医院与基层医疗卫生机构的分工协作机制，提高医疗体系整体效率"，"指导公立医院改革试点地区开展公立医院布局与结构调整工作"，到《国务院关于印发"十二五"期间深化医药卫生体制改革规划暨实施方案的通知》提出 "推进医疗资源结构优化和布局调整"，再次强调 "科学制定区域卫生规划，鼓励各地整合辖区内检查检验资源，促进大型设备资源共建共享"。在公立医院改革春风里，为了更好地调整结构布局、配置整合资源，越来越多医疗集团 (医联体) 涌现。

第二节　公立医疗集团协同

20 世纪 50 年代，欧美国家在企业分工合作机制方面进行了诸多探索和改革，部分企业联合组建了一系列新的企业集团，此形式以产权为纽带，形成了一定的经济规模，因而有着迅速扩大市场占有率、防止重复投资以及资源整合、降低成本等优势，后来这一形式被逐渐用于其他行业，医疗行业是其中之一。

在我国，以市场为导向的医院集团化探索是从 20 世纪 80 年代开始的，是我国公立医院集团化建设的萌芽期。当时卫生政策相对有利于医院扩大供给，鼓励多层次、多渠道办医，大医院开始扩张，由于编制等方面的因素，大医院床位不足发展受限，由此开始联合中小型医院，组建一些松散的联盟，即为当时的"集团化"。到 90 年代，快速扩张的大医院，挤压了中小医院的生存发展，中小医院处于萎缩状态，为了吸引病源，一些中小医院向小型专科医院方向发展。随着中国和世界逐步接轨以及加入 WTO 等一系列契机，国外及民营资本进入国内医疗市场，竞争日趋激烈，大医院再次进入扩张时期，不少大型公立医院为了"做大做强"开始自发联合起来，形成了或松散或紧密的医院集团。2000年，国务院办公厅转发国务院体改办等八部委《关于城镇医药卫生体制改革的指导意见》，其中有条款提出：鼓励各类医疗机构合作、合并，共建医疗服务集团。这条意见出台后，全国各地的公立医院开始了被媒体称为"跑马圈地"的集团化浪潮。

随后，在我国许多地区都成立了或探索组建医疗集团，这些医疗集团在探索过程中形成了不同类型的模式，如资源整合与共享模式、分级医疗协作模式、横向托管模式等。例如，上海瑞金-卢湾医疗联合体就是一种松散的、不以资产为纽带的医疗集团形式。同时，作为改革的先声力量，在全国 17 个公立医院改革试点城市中，近半数提出了组建公立医疗集团来整合医疗资源，把医疗集团作为提高公立医院服务能力、整合医疗资源的方式。无论是已经探索多年的芜湖、镇江、马鞍山，还是后来组建医疗集团的鞍山、洛阳、西宁、宝鸡，它们所成立的医疗集团，与之前单纯由医院自发联合不同，其目的已经由为病源、为发展而竞争，博弈转化为优化配置地区的医疗资源，政府在其中起到了主导的作用。从某种角度来说，医疗集团成了政府优化医疗机构布局、均衡配置优质医疗资源、提高医疗资源利用效率、增强公立医院发展活力、提升基层卫生服务能力、建立与基层医疗机构分工协作机制的有利抓手。

在很长的一段历史时期内，由于缺乏战略性布局和分工协作机制，我国绝大部分公立医院处于一种独自发展、重复建设、资源浪费、各自为营的状态。我国医疗服务提供网络整体上存在明显的断裂和缺陷，人们往往难以获得医疗服务体系中多层级医疗机构所提供的高效而整合的医疗服务。因此，公立医院的运行模式、医疗资源配置的公平性、可及性以及效率都出现了诸多问题：

第一，由于存在的"管办不分、政事不分"的管理体制，卫生资源的配置难以统一协调。卫生资源的配置不是按照区域市场的需求，而是按照部门和地方行政隶属关系来配置的。医疗服务供给与需求严重脱节，卫生资源配置效率与公平性低下，存在"总投入不足与浪费并存"的问题。

第二，80%以上的卫生资源集中在20%的城市大医院，城市社区基层卫生机构和农村卫生机构的政府投资渠道单一，发展备受冷落，从而使得这些单位的基础薄弱、医疗质量和服务能力低下。在我国农村地区，县级医疗机构服务能力不足，其功能定位与角色期望缺失，缺乏基于资源共享的横向协作机制；县、乡、村三级医疗机构无序竞争，县域整体医疗资源配置呈现失衡，县域医疗服务体系缺乏纵向的有效整合。

要改变卫生资源倒三角配置，必须打破部门间的界线和卫生部门内部垂直分化的倾向，加强宏观管理，积极实施区域卫生规划，实现卫生工作全行业管理，建立有效的体制与机制。作为医疗机构重组的一种形式，医疗集团是对过去分散型的、间断式的医疗模式的有效改革方式之一。

在医院层面，"组建医疗集团"对一些发展较好的大型医院具有巨大诱惑，这一模式创新能够有效支配更多资源、占领更多市场份额，把医院做大做强；而"背靠大树"、跨越式发展，对一些病患资源不足、发展有限的医院，以及一些基础本身就很薄弱的基层卫生服务机构来说，则是一次打破发展瓶颈，重获新生的契机。对政府而言，希望通过医院集团化，调动当地公立医院的积极性，优化配置当地医疗卫生资源，挖掘成员医疗机构的发展潜力，并且，组建医疗集团，在激发公立医院改革积极性的同时，实际上也为政府部门重新整合医疗资源乃至增加对医疗资源的控制力度提供了机会，为优质医疗资源的合理配置以及基层卫生服务能力的提高产生了巨大的促进作用。医疗集团的成立，有利于克服因条块分割所带来的资源相对不足与资源浪费共存的现象，并有利于区域卫生规划的实施。

因此，医疗集团的建立有助于改进卫生资源配置不合理造成的基层医疗机构和大医院分级医疗与急慢分治缺失的问题，从而提高卫生资源的配置效率与技术效率。随着社会、经济的不断发展，居民健康需求的不断拓展，医院集团化这一模式将成为今后医药卫生体制改革，尤其是公立医院改革的重要内容。

但是，公立医疗集团在组建和协同发展过程中也出现了一些问题和阻碍：

第一，一些医疗集团和政府部门存在片面理解规模经济和资本经营现象，把规模经济等同于规模越大越好。因此，一些医疗集团在政府部门的支持下，盲目兼并、重组，缺乏协同合作意识，使得集团各成员医疗机构间的联系纽带脆弱，难以通过内部整合达到提高资源利用效率的目的，进而阻碍医疗集团形成核心竞争力。从产业经济学的角度而言，集团化的组织方式会在一定程度上有助于抱团的经营主体，能够降低经营成本，扩大资源的受益面，而且通过横向或纵向的联合能够做到联通医疗供给方的上下链条。然而，集团化也会存在另一种可能——规模不经济。出于行政部门的政策需求和干预而非市场经营主体的自愿联合，或者盲目地追求规模效应，结果管理和资源却无法与之匹配，导致大而不强。

第二，组建医疗集团有着整合资源、方便进行技术协作、完善服务体系网络的优势，通过扩大医院的规模，增加医院的竞争力、知名度。然而，由于缺乏政府的整体区域卫生规划设计，一些自发组合的医疗集团普遍存在着没有理顺核心医院和成员医疗机构的关系，集团内部工作责权利不明等问题，难以形成真正的集团合力，实际运作存在很多困难，集团集而不团，更多时候是一种松散的医院联合体。有学者认为，自发组合的医疗集团"由于并未变动其原有组织体系和运作机制，没有触及医院的产权制度和内部运行机制，长期往往流于形式"。另有学者也表达，"利益分配和权责不明是松散型医院医疗集团的一大缺陷，也是医院集团化是否成功的关键点，最终自发组合的医院要么分道扬镳，要么通过合同或其他形式逐步完善权、责、利的分配"。从患者的角度讲，扩大规模的医疗集团是否能够提供同质的医疗服务是他们最关心的问题。上述问题也显现出我国公立医院改革中法人治理结构探索的局限。

第三，在优化资源配置的过程中，以组建医疗集团的方式运作，集团成员单位参与的积极性和服务热情应该并非仅仅基于市场利益的驱动。公立医院集团化应该是基于维护整体利益和进一步深化新医改、实现区域卫生规划的需要，应真正实现其改革初衷，而非仅仅满足医疗机构作为经济实体的发展冲动。另外，当前，国内组建的一些公立医疗集团由于整合方式与运行机制的问题，成员单位间仍然存在着缺乏协调与互动，集团协同运作效率偏低，因此公立医院医疗集团仍需要加强协同治理，增强其协同能力。

我国的政治制度及其所决定的医药卫生体制与西方国家存在极大的差异，因此，国外卫生领域的研究成果借鉴意义十分有限。在中国的卫生领域，经过新一轮医改的艰难探索，已经确定公立医院改革为新医改的重点和难点，而组建公立医疗集团又被认为是值得探索和尝试的公立医院改革新路径，但是在集团组建和发展的过程中，遇到了许多问题。公立医疗集团想要获得良好的社会效益和经济效益，就需要加强协同合作；想要获得良好的协同效应，就需要拥有良好的协同能力。因此，如何增强公立医疗集团协同合作意识，提升公立医疗集团的协同能力，使公立医疗集团内各成员医疗机构能进行良好的交流、沟通和协同合作，保持参与集团的积极性和工作效率，形成合力，从而转化成公立医疗集团核心竞争力，避免"大而不强""集而不团"，为患者提供高效、优质、价廉的服务，是值得探讨和研究的，具有十分重大的现实意义。我国公立医疗集团极为需要具有理论基础和实证支持，并具有自身特色的协同能力体系构架、理论模型和量化机制等来领导实践，这正是本研究所想要达到的研究目的之所在。

本研究在对我国公立医疗集团发展历程、结构模式、现状了解和梳理，以及协同学相关理论、能力理论等分析的基础上，构建公立医疗集团协同能力理论概念模型，并从系统协同的角度，对公立医疗集团协同能力及其关键影响要素进行深入分析，构建公立医疗集团协同能力构成结构方程模型，对不同联合类型的公立医疗集团协同能力综合指数进行量化研究，并对典型医疗集团协同机制及效果进行案例分析，探讨我国公立医疗集团协同能力的建设策略，为我国公立医疗集团协同相关研究提供了理论研究基础，为提升我国公立医疗集团协同能力、加强集团内部协同合作提供了实践依据和政策建议。

一、相关概念

(一)企业集团

1. 企业集团的形成与发展

医疗集团的概念来源于企业集团，因此，在了解医疗集团之前，我们有必要先来了解一下企业集团。企业集团是 19 世纪末、20 世纪初在自由竞争资本主义向垄断资本主义发展的过程中产生的，是社会化大生产和商品经济高度发展的必然产物。企业集团一词起源于日本，指的是以资本(产权关系)为主要纽带，通过持股、控股等方式紧密联结、协调行动的企业群体。国际上的企业集团有不同的类型与名称，早在第二次世界大战之前，就存在与企业集团类似的企业组织，如财团、财阀、康采恩等，第二次世界大战后由日本提出企业集团而得以流行，尽管法律上并没有一致性的表述，但比较统一的认识为，企业集团是在经济、技术、生产经营上有联系的企业通过一定的方式结合而成的经济联合体，以达到在市场竞争中拓展经营业务、增强自身竞争能力的目的。

我国的企业集团是 20 世纪 80 年代中期在经济体制改革过程中，在企业横向联合的基础上逐步建立和发展起来的。80年代初，各地在扩大企业自主权试点工作中，出现了一批经济联合组织。在经济横向联合的基础上，逐步组建起企业集团。1987年国家体改委和国家经委联合发布《关于组建和发展企业集团的几点意见》后，各种形式的企业集团大量涌现。随后，在经济治理整顿中，国家对企业集团进行了整顿、提高。从1992年起，结合国有企业经营机制的转换，企业集团进一步发展和完善。

2. 企业集团的组成

我国理论界与实务界对企业集团的认识大致分为两种：一种认为企业集团是由核心企业、精密层企业、半紧密层企业、松散协作层企业构成的经济联合体或企业群体；另一种认为企业集团是以一个实力（资本、资产、产品、技术、管理、人才、市场网络等）雄厚的大型企业为核心，以产权联结为主要纽带，将多个企业、事业单位联结在一起，具有多层次结构的以母子公司为主体的多法人经济联合体。第一种观点是比较传统的观念，它源于企业间的横向联合这一意识。第二种观点是现代意义上的企业集团概念，它是以产权关系的建立来规范企业集团间的关系和内涵。这两种观点之间的最显著区别在于是否强调以产权为纽带来界定集团。

3. 企业集团的定义

对于企业集团这一常见的企业组织形式，由于语言等原因，国际上并没有统一的名称和定义。在中国，有关"企业集团"的定义有很多种，原国家体改委、原国家经贸委把中国的企业集团定义为："适应社会主义有计划商品经济和社会化大生产客观需要而出现的一种具有多层次组织结构的经济组织，其特征是以公有制为基础，以名牌优质产品或国民经济有影响的产品为龙头，以一个或若干个大中型骨干企业、独立科研设计单位为主体，由多个有内在经济技术联系的企业和科研设计单位组成。"1997年4月，原国家计委、国家经贸委、原国家体改委在《关于深化大型企业集团试点工作的意见》中进一步明确了试点企业集团要形成以资本为重要联结纽带的母子公司体制。国家工商行政管理局1998年

4月颁布的《企业集团登记管理暂行规定》指出，企业集团是指以资本为主要联结纽带的母子公司为主体，以集团章程为共同行为规范的母公司、子公司、参股公司及其他成员企业或机构共同组成的具有一定规模的企业法人联合体。企业集团不具有企业法人资格。这个概念成为我国具有法律效力的企业集团定义。

4. 企业集团的特点

企业集团组建的宗旨是实现资源一体化的整合效应与协同效应，追求规模经济、范围经济、速度经济和学习经济，并借此强化集团整体的市场竞争优势。企业集团在结构形式上，表现为以大企业为核心、诸多企业为外围、多层次的组织结构；在联合的纽带上，表现为以经济技术或经营联系为基础、实行资产联合的高级的、深层的、相对稳定的企业联合组织；在联合体内部的管理体制上，表现为企业集团中各成员企业，既保持相对独立地位，又实行统一领导和分层管理制度，建立了集权与分权相结合的领导体制；在联合体的规模和经营方式上，表现为规模巨大、实力雄厚，是跨部门、跨地区、甚至跨国度多角化经营的企业联合体。

(二)医疗集团和公立医疗集团

目前，医疗集团的内涵太多，学界对此并没有准确的权威的定义，一些西方国家把由多家医疗机构通过不同形式纽带组合的组织称为"多医院联合体"。在我国台湾地区则称为"医疗保健体系"或者"战略联盟"，我国类似的形式还有"医院集团""医疗集团"或者"医疗联合体"等概念。不同专家学者对"医疗集团"的理解不同，国内学者的观点主要集中在以下几种：郝模(2003)提出，所谓的医院集团是由3个或者3个以上医院为了特定目的组成的统一管理体；陈志兴(2001)认为医院集团(Hospital Group)或者医院集团体系(Multihospital System)是指由3所或者3所以上具有法人资格的医院，经协商谈判联合成具有隶属关系和连锁经营的集团组织；林枫等(2010)认为，医院集团化主要是指以区域内三级医院为核心，以资产、技术等为纽带，通过重组、兼并、合作等形式，整合若干专科医院、社区卫生服务中心及其他医疗卫生机构，形成多层次一体化的医疗服务集团。邹俐爱等（2010）提出，医疗集团是指以资产或资本为主要联结纽带的，以一个核心医院为主体，以集团章程为共同行为规范的紧密型、松散型医疗机构共同组成的，具有一定规模的医疗机构法人联合体。集团通过资产（或资本、股权）式联结、合同式联结实现其稳定的整体活动；集团可以是垂直的一体化，也可以是水平的一体化；前者是指不同等级或层次的医院、社会药房、社会医学检验机构等所形成的连锁经营，后者是指同级医院或不同专科、不同区域的医疗机构所形成的连锁经营；前者可以一定程度地化解因医疗保险支付方式所形成的财务风险，后者可以达到优势互补，提高医疗市场的占有率，发挥规模经济效益。李卫平等（孟莛，2011）认为，由于目前医疗集团的所有权不明晰，其概念难以定义；无论是所谓医疗网络还是医疗集团，都是一种通过合作来进行医疗资源整合的模式，大概分为紧密型、松散型，医院之间以资产为纽带的合作，与以业务或者品牌为纽带的合作相比更为接近集团的核心，其医院间的联系也更为紧密；而松散型的医疗联合体，不以资产为纽带，不算是实质性的集团。柴珺（2010）认为，关于松散型医疗集团这一概念，目前尚未有统一定义，一般是指若干家医院根据地域、学科和专业优势等特点，为了实现相互联合、资源共享和优势互补而互相联合成的较大组织。成员之间不涉及领导体制、产权制度等问题。各成员仍然在原有的基础上独立运转，保留各自的经营自主权和决策权，相互间以服务患者为纽带，契约关系较弱。

"医疗集团"其实来源于"企业集团"。20 世纪 50 年代，欧美国家在企业分工合作机制方面进行了诸多探索和改革，部分企业联合组建了一系列新的企业集团，此形式以产权为纽带，形成了一定的经济规模，因而有着迅速扩大市场占有率、防止重复投资以及资源整合、降低成本等优势，后来这一形式被逐渐用于其他行业，医疗行业便是其中之一，"医疗集团"随之产生。医疗机构具有一定的生产性和经营性，"企业集团"的许多特点"医疗集团"也同样具备。但与此同时，医疗机构具有特殊性，它"生产的产品"不是实实在在的物品，而是医疗卫生服务。特别是公立医疗机构，它是为人民群众提供公共卫生服务和医疗服务的非营利性卫生事业单位，具有社会公益性质。公立医疗机构的性质、功能等与企业差异很大，因此，可以借鉴，但不能完全以企业集团的内涵来定义公立医疗集团。有专家认为，医疗集团也应该是以资产或资本为主要联结纽带的。本研究认为，这种医疗集团是一种狭义的医疗集团。目前，就我国公立医疗集团发展现状来看，这种典型的狭义上的医疗集团非常少，更多的医疗集团并非以资产或资本为主要联结纽带。我国各地因地制宜，根据本地区实际情况，试点建立了多种结构模式和性质的区域性医疗集团(医疗服务联合体)。

因此，参考企业集团的内涵，结合目前我国公立医疗集团的实际情况，在本研究中，我们将公立医疗集团定义为：以一个或者多个实力较为雄厚(资本、资产、服务、技术、管理、人才、市场等多方面)的公立医院为核心，以资产、技术、管理等为纽带，通过重组、兼并、托管、合作等形式，整合若干公立综合医院或者专科医院、社区卫生服务机构或乡镇卫生院(甚至还包括乡村卫生室)形成的医疗服务联合体。

(三)协同

1965 年，安索夫在《公司战略》中首次提出了"协同"的概念，他指出：协同使企业的整体价值有可能大于各部分价值的总和。从此，协同一直是大型公司制定多元化发展战略、策划并购行动、建立跨国联盟或合资企业时所依据的一个最为重要的基本原则。但作为一门独立的学科，"协同学"是由联邦德国著名物理学家赫尔曼·哈肯(Hermenn Haken)创立的，他在吸收了平衡相变理论、激光理论、信息理论、控制理论的基础上，经过与突变论、耗散结构理论的交流，于 20 世纪 70 年代建立了处理非平衡相变的理论和方法，即协同学。

协同是系统在一定的外部环境条件约束下，其内部各单元或各部门之间通过相互作用而产生的整体效应。在协同学中，"协同"是指事物在一起工作所发挥的作用，即协同作用，具体讲就是指系统各个组成部分或系统之间协调一致，共同合作而产生的新的结构和功能。

(四)协同能力

协同能力是指在一定的环境条件下,通过管理活动来协调和开发资源以创造价值和竞争优势的才能。在协同能力的指挥下,各协同要素按照一定的方式相互作用、协调配合、同步,产生主宰系统发展的序参量,支配系统向有序、稳定的方向发展,进而使系统整体功能发生倍增或放大,即实现"2+2>4"的协同效应。

我们可以把一个公立医疗集团看做是一个复杂的系统,这个复杂的系统由许多公立医疗机构组成,这些公立医疗机构本身也是一个个子系统。那么,在本研究中,公立医疗集团协同能力是指在公立医疗集团这个整体环境中,通过医疗集团管理活动来协调和开发资源以创造集团价值和集团竞争优势的才能。在公立医疗集团协同能力的指挥下,公立医疗集团内各成员医疗机构之间各协同要素按照一定的方式互相作用、协调配合、同步、产生支配主宰医疗集团整体系统发展的序参量,支配医疗集团整体系统向有序、稳定的方向发展,进而使医疗集团系统整体功能发生倍增或放大,即实现"2+2>4"的协同效应。

第三节 本研究主要内容与方法

一、主要研究内容

(一)我国公立医疗集团协同能力相关理论问题分析

结合协同理论、企业组织结构理论、企业能力理论等,对公立医疗集团协同能力的主要理论基础及相关研究进行了回顾;对企业集团、医疗集团、公立医疗集团、协同、协同能力等基本概念、内涵意义、范畴等进行了探讨和界定,形成了较为系统的公立医疗集团协同能力理论分析基础和框架。

(二)我国公立医疗集团发展状况梳理及问题分析

结合文献资料,梳理我国公立医疗集团发展与变革路径,包括萌芽阶段、兴起阶段、新医改前的迅速发展阶段以及新医改后的协调发展阶段。分析和总结我国公立医疗集团发展过程中取得的成效和遇到的问题。结合案例,对目前我国公立医疗集团结构和模式进行梳理和分类。运用 AHP-SWOT 分析方法,对我国公立医疗集团发展的内外部环境、优势因素、劣势因素、机会因素、威胁因素进行定量研究,对我国公立医疗集团整体发展状况进行分析并提出应对策略。同时对以医疗集团为载体推进分级诊疗进行 SWOT 分析并提出改进建议。

(三)我国公立医疗集团协同能力理论模型构建

分析我国公立医疗集团的协同机理和集团要素组成,在协同能力相关理论分析基础上,提取协同相关因素,设计协同要素调查问卷进行专家问卷调查。根据调查结果,提取协同要素,采用因素分析的方法进行数据分析,确定宏观层、中观层、微观层三个协同能力的层面。构建我国公立医疗集团协同能力理论模型,在理论模型的基础上,依据系统分析方法,对公立医疗集团的协同能力进行深度分析,并提出理论假设。

(四)我国公立医疗集团协同能力计量研究和模型验证

在公立医疗集团协同能力理论模型的基础上,设计科学调查问卷,围绕理论模型中宏观、中观、微观协同能力层面的协同要素设计更加具体和细化的指标,让被调查者根据实际工作经验,以及对医疗集团的了解和认知,对指标的重要性进行评分,依此构建公立医疗集团协同能力二阶因素分析模型和结构方程模型,对公立医疗集团协同能力构成以及各协同能力层面之间的关系进行定量研究,对理论模型和提出的理论假设进行验证,将抽象的协同能力转化为相对具体的能力系统。

(五)我国公立医疗集团协同能力综合指数研究

选取三组不同联合方式(紧密型、半紧密型、松散型)的公立医疗集团,对这三组公立医疗集团协同发展状况进行典型调查和分析,在公立医疗集团协同能力理论模型的基础上,运用综合指数分析方法,对三组公立医疗集团的协同能力进行定量研究,结合定性和定量研究的结果,对不同联合方式的公立医疗集团拥有的协同能力进行归纳和分析。

(六)典型公立医疗集团案例分析

选取较为典型的公立医疗集团进行调查及案例分析,对其内部管理结构、协同发展机制及效果进行深入探讨，并对医务人员开展调查，探讨公立医疗集团协同推进分级诊疗的情况。

(七)我国公立医疗集团协同能力存在问题及建设策略

依据理论研究与实证研究的结果和结论，剖析影响公立医疗集团协同发展和阻碍协同能力提升的问题，探讨解决问题的方法，以及公立医疗集团协同能力提升策略(包括宏观层面的文化协同、战略协同，中观层面的制度协同、信息协同、资源协同、组织协同，微观层面的创新协同、契约协同、业务协同、流程协同)，最终提出促进公立医疗集团协同能力提升、加强集团内部各成员间协同合作的策略和建议。

二、主要研究方法

本研究遵循理论研究与实证研究相结合、定量研究与定性研究相结合、多学科分析方法综合运用的基本方法理论，主要研究方法介绍如下：

(一)理论研究

1. 资料收集

通过国内外相关文献数据库检索企业集团理论、协同学理论、企业能力理论、自组织理论、熵理论等相关理论的研究进展、方法论以及在各个领域的应用实践和典型案例，作为我国公立医疗集团协同能力理论研究的依据。

通过查询期刊、学术著作以及对国家和地方有关医疗集团(医疗联合体、医疗联盟)的相关文件资料，包括各种年报、简报、资料汇编等进行深入系统地分析，了解我国关于公立医疗集团发展的总体现状。

2. 资料分析

1)典型案例分析

通过案例分析，梳理我国公立医疗集团发展与变革的典型节点、我国公立医疗集团的结构和模式等；研究其他垄断性行业或竞争性行业运用企业集团理论、协同学理论等的实践情况，分析上述理论指导企业集团和医疗集团发展实践的效果，丰富我国公立医疗集团协同能力的理论分析。

2) SWOT 分析

SWOT 分析方法是一种企业战略分析方法，即根据企业自身的既定内在条件进行分析，找出企业的优势、劣势及核心竞争力之所在。其中，S 代表 strength（优势），W 代表 weakness（弱势），O 代表 opportunity（机会），T 代表 threat（威胁），其中，S、W 是内部因素，O、T 是外部因素。按照企业竞争战略的完整概念，战略应是一个企业"能够做的"（即组织的强项和弱项）和"可能做的"（即环境的机会和威胁）之间的有机组合。本研究以公立医疗集团对主要对象，运用 SWOT 分析方法对公立医院集团发展的内部及外部环境进行分析，找出公立医疗集团发展的优势、劣势、面临的机遇与威胁。

(二) 实证研究

1. 资料收集

在"公立医疗集团发展 AHP-SWOT 分析"中，约请专家填写相关调查表，对每个环境要素现状进行评分，采用层次分析法（AHP）计算权重。多次开展实地调研，在"我国公立医疗集团协同能力理论模型构建"中，由公立医疗集团成员医疗机构的中高层管理人员填写相关调查问卷，提取、筛选和论证协同能力要素；在"我国公立医疗集团协同能力计量研究和模型验证"中，由公立医疗集团成员医疗机构的中高层管理人员填写相关调查问卷，对数据构建二阶因素分析模型和结构方程模型进行分析；在"我国公立医疗集团协同能力综合指数研究"中，进行现有资料收集、知情人半结构式访谈和问卷调查，对协同能力进行更为具体和量化的分析；在"典型公立医疗集团案例分析"中，对目标公立医疗集团进行典型调查。典型调查是一种非全面的调查，它是根据调查目的，在对研究对象有初步了解的基础上，有意识地选出少数有代表性的单位，进行深入细致调查的一种调查方法。通过典型案例分析可以获得公立医疗集团协同发展过程中更为生动、易于理解和借鉴的信息。

2. 资料及数据分析方法

1) 统计学分析方法

采用描述性统计学分析方法对被调查人员基本情况等资料加以描述性分析。

2)访谈资料分析

根据不同访谈对象进行分类,按照类别通过定性数据分析软件对访谈文本进行数据分析,可从侧面了解目前我国公立医疗集团协同发展的现状、对公立医院集团协同能力的看法和态度等。

3)构建公立医疗集团协同能力理论模型及验证模型

(1)通过文献检索、统计分析,提取协同因素。

(2)对设计问卷进行调查,对协同因素的相对重要性进行排序,对问卷调查结果进行分析,提取协同要素,并通过因素分析确定三个协同层面,构建公立医疗集团协同能力理论模型。

(3)在公立医疗集团协同能力理论模型构建的基础上,设计测量问卷,对公立医疗集团中、高层管理者进行调研,通过信度分析、效度分析,通过构建二阶验证性因素模型和结构方程模型等方法,系统地验证上述理论模型。

4)层次分析法

层次分析法,是指将一个复杂的多目标决策问题作为一个系统,将目标分解为多个目标或准则,进而分解为多指标(或准则、约束)的若干层次,通过定性指标模糊量化方法算出层次单排序(权数)和总排序,以作为目标(多指标)、多方案优化决策的系统方法。基本步骤为:

(1)建立层次结构模型。分为目标层、准则层和方案层;

(2)构造成对比矩阵;

(3)计算权向量并做一致性检验;

(4)计算组合权向量并做组合一致性检验。

本研究使用层次分析法,计算 SWOT 分析中各评价因素的权重。

5)综合指数法

综合指数法是指在确定一套合理的经济效益指标体系的基础上,对各项经济效益指标个体指数加权平均,计算出经济效益综合值,用以综合评价经济效益的一种方法。即将一组相同或不同指数值通过统计学处理，使不同计量单位、性质的指标值标准化，最后转化成一个综合指数，以准确地评价工作的综合水平。

　　本研究使用综合指数法，根据公立医疗集团协同能力理论模型，计算公立医疗集团协同能力综合指数，对公立医疗集团协同能力进行量化分析。

第二章　相关理论与文献简述

第一节　主要理论基础

一、主要理论基础及相关研究回顾

(一)协同理论

20世纪60年代，许多企业规模不断扩大、业务不断多元化。安索夫在1965年出版的《公司战略》中首次提出了协同的概念，目的是协助经理们在发展多元化方面进行更好的决策。从此协同一直是大型公司制定多元化发展战略、策划并购行动、建立跨国联盟或合资企业时所依据的一个最为重要的基本原则。

德国物理学家赫尔曼·哈肯在激光研究中发现了许多合作现象，于1976年提出了"协同"这个概念，并创立了一门新的学科——协同学(synergetic)。协同学是一门研究开放系统通过内部子系统间的协同合作形成宏观有序结构的机理和规律的学科，把一切对象看成由组元、部分或子系统构成的系统，这些子系统彼此间通过物质、能量、信息交换等方式相互作用，整个系统形成一种整体效应及新型结构。

1. 协同学的基本概念、原理、特征

1)协同学基本概念

(1)相变：构成系统的各个子系统之间所具有不同聚集状态之间的转变，称为相变。其中，系统或子系统所处的聚集状态是相。当系统相变突然发生时，就产生突变，这是一种临界现象，是普遍存在的。

（2）序参量：标志系统相变出现的参量就是序参量，它表示系统的有序结构和类型，是各个子系统协同运动程度的集中体现，它来源于子系统之间的协同、合作，对系统和子系统行为起支配的作用。

（3）涨落：在一个复杂系统中，总是存在着各个子系统的独立运动，也存在着子系统之间各种可能产生的局部耦合；另外，系统环境条件也在随机波动等，这些，都反映在系统的宏观量的瞬时值上，经常会偏离它的平均值，而出现的起伏现象，我们称之为涨落。

2）协同学基本原理

哈肯把协同学基本原理概括为三个，即不稳定性原理、支配原理和序参量原理。

（1）不稳定性原理。

协同学以探究系统结构的有序演化规律为出发点，从相变机制中找到界定不稳定性概念，承认不稳定性具有积极的建设性作用。系统的各种有序演化现象都与不稳定性有关，在旧结构的瓦解和新结构的产生过程中，不稳定性在系统新旧结构演替中充当了媒介，在一定意义上讲，协同学是研究不稳定性的理论。

（2）支配原理。

支配原理认为，有序结构是由少数几个缓慢增加的不稳态模或变量决定的，所有子系统都受这少数几个不稳态模的支配。通过这几个慢变量，即可对系统的演化做出描述。

（3）序参量原理。

序参量原理主要运用相变理论中的序参量，替代耗散结构理论中的熵的概念，作为刻画有序结构的不同类型和程度的定量化概念和判据，以描述和处理自组织问题。

序参量是一个宏观参量，是微观子系统集体运动的产物，是合作效应的表征和度量，支配子系统的行为，主宰系统整体演化过程。协同学就是通过确定系统的序参量、建立和求解序参量方程，最终实现系统自组织问题的处理。

在协同学的三个基本原理中，存在着密切的内在联系。当系统的控制参量适当改变时，系统可能成为线性不稳定系统，有关变量可以划分为稳定和不稳定两种，应用支配原理，可以消去快变量，在不稳定点上，序参量支配系统行为，使系统发生结构演化。

3）协同学基本特征

通过描述协同学的基本概念、原理，我们可以看出，协同学具有如下特征：

（1）协同学研究的是一个开放的复杂系统问题；

（2）协同学研究的是一个动态的系统问题；

（3）协同学研究的系统中存在着复杂的非线性作用；

（4）协同学研究系统的涨落问题；

（5）协同学分析系统的协同现象、规律和作用，使系统协同工作，获得系统整体的协同正效应，实现系统优化；

（6）协同学研究系统的组织和自组织问题，是一种自组织理论。

巴泽尔和盖尔（2000）认为，协同效应是指作为组合中的一个企业比作为一个单独运作的企业所能取得的更高盈利能力。协同对价值的创造方式包括：对资源或业务行为的共享、市场营销和研究开发的扩散效应、企业的相似性和对企业形象的共享。波特认为"协同"通俗地讲就是"1+1>2"，是"企业在业务单元间共享资源的活动"。我国学者陈金祥（1998）认为，协同是通过联结、合作、协调、同步等联合作用方式，以平衡有序的结构为特征，以获取最大的目标资源为目的，以比竞争耗散更小、效益更大为前提，以相互促进、共同发展为结果的一种作用方式。刘友金、杨继平认为协同是事物或系统在联系和发展过程中其内部各要素之间有机结合、协作、配合的一致性或和谐性。

系统辩证论认为，协同原理适用于客观系统物质世界。它从系统的整体性、协调性、同一性等基本原理出发，揭示系统内部各子系统与要素围绕系统整体目标的协同作用，使系统整体呈现出稳定有序结构的规律性。

综合上述观点，协同理论不仅在自然科学领域，而且在社会科学领域得到了广泛的推广和运用，并对现代管理科学的发展提供了新的视角和思维方式。协同理论同样可以适用于卫生管理领域，对卫生管理领域的研究提供了新的视角和思维方式。本研究的对象是公立医疗集团，公立医疗集团是一个开放的复杂系统，一个动态的系统，一个自组织系统。在这个系统中也会存在复杂的非线性作用和涨落的问题，我们可以采用协同学分析方法，来分析公立医疗集团这个系统的协同现象、规律和作用，使公立医疗集团这个系统可以协同工作，获得系统整体的协同效应，实现公立医疗集团系统优化。

2. 协同和协同能力

协同和协同能力的概念在第一章第二节中已做介绍，此处不再赘述。

3. 协同效应

协同效应是国外企业在进行兼并、收购或内部重组过程中，经常使用的一个概念。国内外学术界对通过兼并、重组等手段形成的企业集团所产生的协同效应的研究，主要表现在两个方面：一是集中于企业集团协同效应的单个行业研究，另一是企业集团协同效应的计算模型研究。

《金融与投资词典》(*Dictionary of Finance and Investment Terms*)定义协同效应：是公司兼并与收购中所追求的目标，合并后的企业经营目标表现超过原分散的企业经营目标表现之和。

安索夫在其 1998 年出版的《新公司战略》中提出：企业的整体价值有可能大于各部分价值的总和，或者说企业取得有形和无形利益的潜在机会及这种潜在机会与企业能力之间的紧密关系。

马克·L. 赛罗沃在《协同效应的陷阱》一书中定义了协同效应的概念：两家公司合并后的经营效益超过它们独立运作时所期望取得的效益之和的部分，是指由于竞争力增强，导致现金流量超过两家公司各自预期达到的水平。如果收购方在收购目标公司后可以取得期望收益，那么收购战略的净现值(NPV)就可以用下式表达：

$$NPV = 协同效应 - 并购溢价$$

之后，Porter（1985），Buzzel 和 Gale（1986），Itami（1987），Prahalad 和 Hamel（1990），Markides 和 Williamson（1994），Sirower

(1997)，Goold 和 Campbell(1999)等都对协同效应的概念界定、类型以及实现条件做出了许多有益的拓展和深化。

效率理论认为，所谓协同效应，是指两个或两个以上的企业组合成一个企业以后，其产出比原先两个企业的产出之和还要大的情形，即 2+2＝5 的效应。协同效应包括管理协同效应、营运协同效应及财务协同效应等。因此协同效应有明确的经济评价指标，在国外一般采用每股收益的变化来衡量，企业合并能否产生协同效应，取决于被合并企业在技术经济方面的关联性与互补性，而并不是任何两个单体企业经过简单合并就能产生协同经济绩效。

协同效应并不是单纯的由企业全部经营单元产生的，而是由不同的经营单元中具有资源与技能共享的要素之间产生的。在企业竞争发展的过程中，呈现出不同的发展战略，如多元化战略、重组、并购和联盟战略等。因此，不同的发展战略方式所得到的协同效应也各不相同。多元化是企业获得竞争优势的一种有效战略，被认为是获得协同的最有效方式，而且采用不同的多元化战略将会获得不同的协同效应。有的企业通过并购或联盟战略，可以实现企业规模的扩张，使得企业资源优势得到进一步发挥，同时降低企业的交易费用，从而获得并购或联盟的协同效应，增大企业价值，获得竞争优势。为此，我们总结以上关于协同效应的理论，得到企业集团协同效应的定义：协同效应是指企业集团通过对各部门、各环节、各要素的功能耦合和能力整合，使企业集团产生的整体功能远远超出各部门、各环节、各要素的功能之和的效应，简单地说，就是产生"1+1>2"的效果，使企业集团的整体价值大于各部分的价值之和。

总结关于协同效应的理论，得到公立医疗集团协同效应是指：公立医疗集团通过对各部门、各环节、各要素的功能耦合和能力整合，使公立医疗集团产生的整体功能远远超出各部门、各环节、各要素的功能之和的效应，简单地说，就是产生"2+2>4"的效果，使公立医疗集团的整体价值大于各部分的价值之和。类似于企业集团，典型的公立医疗集团的协同效应也应该包括管理协同效应、运营协同效应、财务协同效应等多方面的协同效应。公立医疗机构组建公立医疗集团能否产生协同效应，取决于加入医疗集团的医疗机构在技术、经济、管理等方面的关联性与互补性，而并不是任何几个医疗机构经过简单组合就可以产生协同经济绩效。

4. 协同学相关理论在卫生领域中的运用

1)区域协同信息系统

孙晓玮等(2011)提出了基于标准的区域协同医疗信息系统，该系统基于分布与集中相结合的逻辑架构，分布指就诊者医疗信息分布存储在各医疗机构归档服务器中；集中指建立区域数据中心集中存放共享资源元数据。整个医疗协同平台包括数据中心系统、前置系统、归档服务器系统和医疗机构内部系统；通过将医疗信息以就诊者为中心进行描述、共享和交换，实现医疗资源协同共享。

李海威(2012)认为，卫生信息共享与协同平台是为卫生信息化提供一个医疗信息数据为核心的开发和运行平台，可以使用此平台快速地定制、开发和部署卫生信息平台项目，来满足日益增加的电子医疗信息共享与管理需求。其包括以下方面：基于卫生信息共享与协同平台主要包括数据中心数据层、业务服务层、数据交换层、硬件网络基础设施层四个层次，还包括贯穿四个层次的标准规范体系和安全保障体系两大体系。探索整合公共卫生服务资源的有效形式，逐步建立统一高效、资源整合、互联互通、信息共享、透明公开、使用便捷、实时监管的医药卫生信息系统。

2)区域协同医疗平台

范玉成等(2011)提出了基于区域卫生信息平台的健康管理协同模式。区域健康管理协同模式在业务上基于医院、社区卫生服务中心以及业务管理部门的业务职责，发挥不同医疗卫生机构各自的业务特长，在区域范围内实现医疗资源的优势互补。在技术层面上通过类似于软件即服务的技术结构，实现在各机构异构信息系统的基础上形成有效的信息共享及互动，实现以区域平台智能化判断患者自身特点及服务提供机构的性质，完成业务的智能分配管理。最终使患者无论在区域范围内的哪一家医疗卫生机构就诊,都能保证服务的标准化与延续性,从而形成真正意义上的面向患者的全程管理。区域健康管理协同模式的建设并不是在一个系统内部实现不同用户角色之间的协同,而是要在区域范围内不同医疗卫生机构异构系统的基础上实现不同业务条线人员之间的协同。

郭锦秋等(2009)提出标准化临床路径与地域间协同医疗,认为执行标准化的临床路径,在地区间实现协同医疗,更增加了医疗机构间的信息交流与合作,而且实施标准化的 CP 可以增加患者的参与意识。

全宇等(2009)对构建区域协同医疗平台进行了探讨,认为区域协同医疗平台是缓解目前我国医疗行业主要问题的又一个新的方法。该平台建立新型数字医疗服务模式和业务流程,全面优化整合区域医疗卫生资源,建立区域协同医疗共享平台,实现区域内三级医疗机构的医疗资源统一调度配送和服务共享,有效控制和降低医疗服务成本,实现患者信息高度共享。

谢明均(2011)认为,区域协同医疗是指在一定区域范围内,利用信息系统以及对现代服务业的研究,使各种医疗资源、医疗机构互相协作,实现资源共享和利用的最大化。简单地说,就是实现各级医院间的相互转诊,促进社区与大中型医院间、区域内不同级别医疗机构间的互动。区域医疗信息化是支撑协同医疗的必要技术手段。通过数字化的医疗新模式以及供应链、价值链等现代管理方法,建立区域协同医疗共享平台,区域内医疗机构的医疗活动数据将全部实现共享。

王淑等(2010)依据协同学原理建立了区域协同医疗系统的模型,确定了协同价值是模型关键序参量,分析了区域协同医疗系统的自组织运动及协同机制。

3)医院协同管理

Korff 等(1997)在研究慢性病的协同管理机制中指出通过医务人员与患者及患者家属之间的协同机制能够使医务人员更好地帮助患者及患者家属达到日常家庭慢性病护理的目的。

Katon 等(1995)指出多角度干预能够对抑郁症患者实施有效干预。这种多角度干预即是一种多方协同机制,包括医生、心理咨询师、患者强化教育、持续监测等。

黄晋红等(2010)讨论了强化协同管理机制,促进临床合理用药。提出双重协同的医院管理模式,即药事与质控两个组织协同管理,促进监管与问责制的有效落实,提高药事管理的效力,共同保障临床用药的安全、合理。

田江等(2009)从供应链管理的视野系统分析医疗服务供应链的各功能环节,以医疗服务供应链的流程为基础,强调医疗服务供应商之间的有效协同,构建医疗服务供应链系统体系结构,提出医疗服务供应链协同管理措施及评价体系,以提高医疗服务水平、降低医疗成本和促进医疗服务体系的完善。

肖莎等(2012)认为加强医院感控科与护理部的协同管理,是提高护理质量的重要保证。具体操作方式为:感控科与护理部共同建立健全了各部门消毒隔离、预防感染的规章制度;感控科定期对科室护士长、感染监控员进行培训;护理部将治疗室的建设纳入医院工作重点,同感控科一起规范病区治疗室的布局;医院感染预防与控制措施贯穿护理活动的全过程,感控科与护理部围绕医院感染工作,制定了切实可行的管理制度、岗位职责、工作流程和标准;护理部借助其行政管理职能将预防感染纳入日常的工作和综合评价等。

目前,协同学相关理论及协同管理方法的应用和研究应用面非常广泛,主要集中在公共管理领域、企业管理领域等方面,卫生领域也越来越多运用协同学相关理论和知识来进行研究和探讨。但是,由于卫生领域的协同研究发展得较晚,研究的数量较少、研究内容较局限、研究深度也不够,主要集中在区域医疗协同领域,包括区域医疗信息系统的建设、区域协同医疗平台的建设、区域医疗协同模式和机制等的讨论,还有医院内部分要素的协同管理,以及少量文献中涉及公立医院集团应该协同高效,并未对具体的协同层面、协同能力等进行探讨,总体来说研究的层面较局限,且程度不够深入,仅限于理论和概念上,并未结合实际数据进行深入、具体的探讨,无定量分析和量化机制。由此可见,协同学相关理论适用于医疗卫生领域的研究,且已有一定的研究基础,但基础稍薄弱，需要更深入、更具体的研究和探讨。

5. 协同理论在企业层面上的作用形式及对医疗集团的启示

1）静态的协同

安索夫(1965)从投资收益率的公式 $ROI = (S-C)/I$ 出发，认为协同效应是在给定的销售收入水平下节约企业成本，或者在给定的投资水平下增加销售收入，并根据公式中的元素将协同分为销售协同、运营协同、投资协同和管理协同四种类型。安索夫根据企业进入一个新产品市场所需要经过的两个阶段：起步阶段和运营阶段，又从另外一个角度将协同效应相应分为起步协同和运营协同。可以看出安索夫认为的协同效应是建立在对现有资源的充分利用的基础上，是一种静态的协同理论。

2）动态的协同

伊丹广之(Itami，1987)认为协同理论的研究不仅要讨论静态的、一个阶段内的资源匹配方法，而且要讨论动态的、长期保持资源匹配的方法。协同目标在于最有效地利用企业所有的资源，同时必须低成本、速度快而且非常及时地创造充足的资源。他提出产生协同效应的隐形资产的有效积聚通常可以有两种形式：一种是新的资源作为一个阶段战略的副产品而被创造出来；另一种是将由某一战略元素发展出来的资源有意识地用于其他战略。其中当把由一种战略元素产生的资源用于其他战略领域的时候，企业必须要把对这种资源的供给和需求在数量和时间两方面都有效地匹配起来，所以动态的协同效应来自不同时点上的两个战略组合，企业战略选择的实质就是为了同时满足现在和未来战略对资源的需求而对现有的隐形资产组合进行调整。因此，为了产生动态协同效应，企业应尽量选择那些可以创造隐形资产的业务进行发展。

3）企业内部协同

迈克尔·波特在《竞争优势》中将协同理论与战略业务单元理论进行了融合，波特探讨了企业如何在一个或多个行业内创造并保持赢利的状态，并将业务单元之间可能的关联分为三种类型：有形关联、无形关联和竞争性关联。波特认为企业的各种业务行为才是竞争优势的来源，为更好地认识和把握企业的各种业务，把在价值链中的各项业务分为主体业务行为和辅助业务行为，利用价值链分析法对每项业务行为如何影响企业的整体战略进行了研究。

对于有形关联，他仔细观察了每一种业务行为，并详细列出了在价值链的各个环节上可以实现共享的业务行为的主要类型、可以取得的竞争优势以及为实现共享而必须要做的妥协；对于无形关联，他认为它涉及不同价值链之间管理技巧的传播，尽管有些业务之间没有业务活动可以共享，但其基本的经营要素可能相似，尤其当在许多个业务单元中采用相同的基本战略时，无形关联常常体现在其中，并由此反映出企业管理层在实施某一特定战略方面的能力和技巧；对于竞争性关联，他认为由于在某一个行业中针对企业所采取的竞争行动往往会涉及企业在其他行业的业务，所以企业就必须将自己在各个行业中的业务连接为一个整体，竞争性关联使认识和开发利用有形关联和无形关联变得更为重要，一个多领域的竞争对手可能会迫使一家企业去建立某种相对应的关联，以避免陷于劣势。但也由于三种类型的关联的分类，所以在波特看来协同有三种不同的含义。

4）企业间的协同

目前企业之间的联合已经受到越来越多的重视，并且许多学者也对联合的原因做出了各自的解释：解决市场失效、增强竞争地位、吸收外部知识等。但哈默和普拉哈拉德（1990）认为，企业间的资源有些可以被合作对方内部化。他们提出，在竞争对手之间的合作是很正常的，战略联合可以使企业节约获得新技术、开发新市场所要花费的金钱和时间。但这种联合中的协同是竞争性的，联合的双方在提供一定资源、技术后，会各自利用联合来学习对方的内部技能并使之内部化，这种形式的协同存在的期限在于双方可以为对方提供的技能的多少和如何保护自己的专有技能。因此，在哈默和普拉哈拉德看来，企业之间的协同是为了培养自身企业的核心竞争力。

协同理论在企业层面上的作用形式主要有静态协同、动态协同、企业内部协同、企业外部协同等，为协同理论在公立医疗集团层面上的作用形式提供了借鉴。根据静态协同理论来看,公立医疗集团的协同效应应该是建立在对现有资源的充分利用和合理分配上,可以将公立医疗集团的协同分为集团医疗服务的营销协同、集团运营协同、集团投资协同和集团管理协同四种类型。根据动态的协同理论来看,公立医疗集团协同的目标在于最有效地利用集团所有的资源(包括人力、技术、资产、资金等),同时必须低成本、速度快而且非常及时地创造充足的资源;企业战略选择的实质就是为了同时满足现在和未来战略对资源的需求而对现有的隐形资产组合进行调整。根据企业内部协同,医疗机构内部业务单元之间可能的关联分为三种类型:有形关联、无形关联和竞争性关联,各种业务行为才是竞争优势的来源。根据企业间协同,之前具有竞争关系的医疗机构合作是很正常的,组建战略联盟可以使医疗机构节约获得新技术、开发新市场所要花费的金钱和时间成本,但这种联合中的协同也是具有竞争性的。

6. 企业集团整体协同分析及对公立医疗集团的启示

钱学森说:"系统自己走向有序结构就可以称为系统自组织。"系统自组织是指一个远离平衡的开放系统,在外界环境的变化与内部子系统及构成要素的非线性作用下,系统不断地层次化、结构化,自发地由无序状态走向有序状态或由有序状态走向更为有序状态。自组织理论认为系统产生自组织现象需要满足一定的条件:(1)开放性,与外界有能量、物质、信息交换;(2)远离平衡态,系统处于非平衡状态;(3)非线性,系统各元素之间的相互作用存在一种非线性机制;(4)突变,过程突变使系统结构、模式趋变;(5)涨落,系统依靠参量涨落发生巨变,从而达到新的稳定态;(6)正反馈,系统靠正反馈机制使涨落得以放大,从而为系统演化到具有新的结构、功能的新系统创造条件。

企业集团作为一种复杂的经济系统,同样具有开放性、非线性、突变和涨落等自组织特征,其发展演变符合自组织规律,存在着自组织现象。第一,企业集团的运行与自然环境、社会环境有着物质、能量和信息的交换,与外界发生着广泛的联系,说明企业集团不是一个封闭系统,而是一个开放系统;第二,企业集团中的各子公司之间存在竞争和协作，合作与竞争本质上是非线性的，其结果是集团保持着动态的平衡，而动态的平衡是一种远离平衡态；第三，企业集团中存在着调节物质循环和能量流动的负反馈与正反馈，企业集团内复杂的相互作用产生协同效应，形成良性循环，推动企业集团向有序化发展，也可能产生消极效应，互相牵制，形成恶性循环；第四，企业集团各子公司之间及其内部存在复杂的非线性相互作用，这种作用既有相互不断促进、放大正反馈作用，也有维持稳定、抑制或制约偏离的负反馈作用；第五，企业集团处于动态平衡之中，集团和环境之间的相互作用以及集团内部的相互作用会引起集团某一变量的涨落，这种涨落在临界点经正反馈放大后，会形成巨涨落，经相互作用从而导致过程突变，集团就有可能涌现出新的结构，朝着新的方向演化；第六，企业集团的结构、模式、形态开始时总是弱小的，通常是先生成它的"基核"，再凭借正反馈机制的倍增效应逐步发展壮大。

与企业集团类似，公立医疗集团作为一种复杂的经济系统，同样具有开放性、非线性、突变和涨落等自组织特征，其发展演变符合自组织规律，存在自组织现象。第一，公立医疗集团的运行与自然环境、社会环境有着物质、能量和信息的交换，与外界发生着广泛的联系，是一个开放的系统；第二，公立医疗集团中各成员医疗机构之间也存在竞争与协作，其结果是医疗集团保持着动态的平衡；第三，公立医疗集团中也存在着调节物质循环和能量流动的负反馈和正反馈；第四，公立医疗集团内各成员医疗机构之间及其内部也存在复杂的非线性相互作用；第五，公立医疗集团处于动态平衡之中，在一条件下会经历巨涨落，经相互作用导致过程巨变，医疗集团就可能出现新的结构，朝新的方向发展；第六，公立医疗集团的结构、模式、形态通常会从刚开始时的弱小凭借正反馈机制的倍增效应逐步发展壮大。

综合上述分析研究，基于企业集团的协同理论，我们可得到：公立医疗集团是由多要素、多层次所构成的具有生产过程和管理过程的系统。公立医疗集团不仅是一个开放系统，而且是一种远离平衡态并具有自组织作用的系统，同样遵循协同论所揭示的规律。公立医疗集团面临日益变动的、不确定的、复杂性的环境变化，一方面要不断地变革和发展，要从无序转化为有序必须通过医疗集团内部各个成员公立医疗机构的相互协调、合作才能实现公立医疗集团的整体效应；另一方面，公立医疗集团还必须与动态复杂的环境相适应，与环境产生协同效应。所以，协同论是现代管理的哲学和方法论，它对我们重新审视公立医疗集团管理的各个要素、各个环节的集体运动，以及如何提高公立医疗集团管理的整体效应都产生了重要的启示。

（二）企业组织结构理论

组织结构是公司的框架体系，是对组织的复杂性、正规化和集权化程度的一种度量，是企业正式的配置机制、程序机制、监督和治理机制及授权和决策过程。由于企业组织结构边界的开放性、模糊性和动态性使得组织结构这一概念，已经不再局限于企业内部的范畴，还包括了可能和必须涵盖的外部组织，它们成为组织结构的一部分。所以，我们把医疗机构的组织结构定义为医疗机构各构成要素所确立的关系与医疗机构之间所确立的关系总和。公立医疗集团组织结构指公立医疗集团中各部门、各成员医疗机构和人员的构成以及这些医疗机构、部门和人员之间的关系，它是公立医疗集团组织管理体系的基本结构。协同的目的就是要优化其内部组织结构，提升医疗集团协同能力，解决内部共有资源合理配置问题，以提高医疗集团的效率和效益。

1. 企业组织结构理论综述及对公立医疗集团的启示

1）早期组织结构理论

亚当·斯密在其《国富论》的分工理论中指出，劳动生产力的最大的增进，以及运用劳动时所表现的更大的熟练、技巧和判断力，似乎都是分工的结果。通过分工，同数量劳动者就能完成比过去多得多的工作量。由此可见，分工与协作是不可分的，分工需要一套协作体系来保证。

2）古典组织结构理论

该理论认为，所有组织的结构模式，通过一种层级制的高度正式安排，将组织活动由统一规定的计划和制度来支配。理论的代表人物是泰勒、法约尔和韦伯。泰勒(2013)提倡科学管理,主张实行专业化和标准化的分工,按职能来设置组织结构。法约尔(2013)提出了直线-职能制的组织结构模式,并指出劳动分工、权力与责任、纪律、统一指挥、统一领导、集中、等级制度等为管理十四项原则,设计了"法约尔跳板"。韦伯(2000)提出了行政组织体系理论,其要素如下:实现劳动分工,明确规定每一个成员的权力和责任,并且把这些权力和责任作为正式职责而使之合法化;各种公职或职位按权力等级组织起来,形成一个指挥链或等级原则。古典组织结构理论用科学和理性的准确性、严格性和普遍性来解释组织结构变化的原因,理论的重点放在对组织管理基本原则的概括和分析上。

3)行为科学组织结构理论

以人的行为为中心,主张通过沟通和共同影响来促进普通员工参与组织的管理,主要代表人物是梅奥和巴纳德。梅奥(2013)区分了正式组织和非正式组织。巴纳德(2013)在此基础上发展了社会系统学派组织结构理论,他认为社会的各级组织都是一个协作的系统,即由相互进行协作的个人组成的系统,这些协作系统是正式组织。人际关系组织结构理论用情感和人的行为来解释组织结构变化的原因。

4)组织结构权变理论

组织结构权变理论主张用系统和权变的观点来考察组织结构,把组织看作是一个开放、动态的社会技术系统,认为管理者必须根据情况的变化不断调整组织结构。其代表人物有钱德勒、卡斯特、罗森茨维克等人。美国经济学家钱德勒提出了最著名的关于组织结构与战略关系的理论,企业组织结构是随着经营战略的变化而变化的,当公司随着变化着的社会和经济环境的变化而制定出新战略时,即要求组织结构进行相应的变革。据此,他提出了"组织结构跟进战略"的著名论断,即"钱德勒命题"。卡斯特和罗森茨韦克(2000)系统理论在管理组织理论中的运用,改变了传统组织理论运用的高度结构的、封闭系统的方法,现代组织理论开始转向运用开放系统的方法。卡斯特和罗森茨韦克(2000)把一个组织看成是由 5 个分系统所组成:目标和价值分系统、技术分系统、社会心理分系统、结构分系统、管理分系统。

依据上述企业组织结构理论综述，我们分析，根据早期组织结构理论，公立医疗集团内部各成员单位也是分工协作的关系，分工与协作是密不可分的，但是分工需要一套协作体系来保证；根据古典组织结构理论，公立医疗集团的组织活动应该由统一规定的计划和制度来支配，实现机构分工，应该明确规定每一个成员单位的权利和责任，并且把这些权利和责任作为正式职责使之合法化，对纪律有统一的规定，形成权力等级制度，有统一指挥和领导；根据行为科学组织行为理论，主张通过沟通和共同影响来促进公立医疗集团的员工参与集团组织的管理，因为医疗集团组织是由相互进行协作的个人组成的，情感和人的行为会带来组织结构的变化；根据组织结构权变理论，公立医疗集团是一个开放、动态的社会技术系统，认为集团管理者必须根据经营战略的变化不断调整医疗集团的组织结构。

2. 企业组织结构发展趋势、协同能力及对公立医疗集团的启示

20世纪80年代以来，特别是哈默的"企业流程再造"理论提出，企业开始改革原来高耸的金字塔式的组织结构。90年代之后，随着信息技术、通信技术、网络技术的发展为企业组织结构的变化发展提供了技术与方法的保证。现对企业组织结构的发展趋势与协同能力总结如下：

(1)扁平化发展：主要是基于哈默的流程再造理论，企业通过减少管理层次，建立一种扁平式的组织结构。此种组织结构的协同能力较强。

(2)团队化发展：为数不多的人根据任务组成的工作单位，其主要特征是团队成员承诺共同的工作目标和方法，并互相承担责任。此种组织结构的协同能力较强。

(3)网络化发展：表现为企业内部各部门之间、部门与人员之间、人员与人员之间及企业内部与外部之间日益为互联网技术所联结，达到资源共享。此种组织结构的协同能力较强。

(4)虚拟化发展：基于信息技术网络，利用外部资源来克服自身资源的不足，提高企业的绩效。此种组织结构的协同能力较强。

（5）柔性化发展：表现为在组织中集权和分权的融合，稳定和变革的融合，增强了对市场的动态变化的适应能力，保持或增强企业在市场中的竞争力。此种组织结构的协同能力较强。

以上是扁平化、团队化、网络化、虚拟化、柔性化这五种管理组织结果发展趋势的特点。企业规模扩大，内部成员数量增加，这些只是衡量企业发展的程度，只有企业组织结构变迁状况才能从质上真正反映企业协同能力的改善。公立医疗集团也是如此，促建医疗集团，集团规模扩大，医疗机构规模扩大，医疗机构数量增加，医务人员数量增加，这些只是衡量公立医疗集团发展的程度，只有公立医疗集团组织结构随着集团化发生变迁，才能从本质上真正反映出集团协同能力的大小。现对公立医疗集团组织结构与协同能力分析总结如下：

公立医疗集团组织结构的横向关系：表现为一个医疗集团组织内部各成员医疗机构之间在专业化程度、技术水平、利益等方面的关系，在横向方面差异性越大，交流和协作就越困难，部门设置就可能越多，其协调能力就越显得重要。

公立医疗集团组织结构的纵向关系：表现为垂直管理层级的多少及其相互关系。集团内组织纵向层级增加，层级间的信息沟通困难和信息传递失真也会随着增加，协调管理就会越来越困难，层级多寡取决于组织管理的幅度。信息沟通、控制效率是管理幅度的决定因素。

公立医疗集团组织结构的空间分布关系：指一个医疗集团组织所涉及的横向或纵向层级在地区分布上的结构。一般地，层级的空间分布越广、分布数量越多，组织中纵横的沟通与协调就越困难，组织结构的复杂程度就越高。集团组织中的横向与纵向关系是相互的，当一个组织的规模不变时，分工越细，协调的任务就越繁杂，监管和控制也就越困难。

（三）企业能力理论

Selinick（1957）最早提出能力或特殊能力就是能够使一个组织比其他组织做得更好的特殊物质。Penrose 在《企业成长论》中将企业能力归于资源的最优配置和使用，认为企业能力决定了企业成长的方向和极限。查理德森（1972）第一个提出企业能力概念。他认为，企业能力反映了企业积累的知识、经历和技能，是企业活动的基础。从企业能力的角度，区分"相似性活动"（similar activities）和"互补性活动"（supplementary activities）。相似性活动在企业范围内部组织协调，因为企业倾向从事与其自身能力相适应的活动即"相似活动"；互补性活动则要由具有不同能力的企业之间进行整合和交流来实现。当企业遇到既非"相似性活动"也非"互补性活动"时，则更好的决策方式是交由市场来承担。查理德森为企业能力理论的形成奠定了基础。

1. 企业能力理论的理论渊源

企业能力理论以全新视角来分析企业的本质、企业的竞争优势源泉和竞争优势如何持续等问题，有其深厚的理论渊源，某些基本思想可以追溯到亚当·斯密和马歇尔等人的理论。

亚当·斯密在《国富论》中提出，分工的重要性不在于它能够使不同才能得到最好的运用，而在于它创造特定专长的力量；认为通过劳动分工，即把由一个人完成的活动分解为许多不同的最基本的单位，由两个或两个以上的个人或组织来完成。这样复杂的任务被拆解成众多简单作业工序，个人重复做相同、类似工作，导致熟练，也便于发现和寻找新的经验、途径。因此劳动分工有利于技术水平和生产效率的提高，并促进企业经济成长。斯密的劳动分工论是从企业内部解释企业的成长过程，因为"生产流程被分解为简单工序是一个连续的发现过程，在此过程中企业内部可以不断产生各种可能性知识"。

马歇尔在《经济学原理》中进一步扩展了亚当·斯密的分析，提出知识是人类最有力的生产动力，认为企业组织有助于知识的增长。马歇尔真正为企业能力理论奠定了基础，他认为，企业中的一项职能工作通常可以分解为多个新的次级职能单元，而且企业之间、产业之间同样存在着"差异分工"，这种分工直接与各自的技能和知识相关。然而，这种"差异分工"的增加导致了新的协调问题，这又需要产生全新的内部专门职能来对原有的和新的专业职能进行协调与整合。这样，企业的生产和协调能力就会在内部获得持续的成长，从而推动企业不断进化。

李嘉图也发现某些组织拥有不同的资产、技术和能力，而另外一些组织获得这些资产、技巧和能力的能力则是很有限的，据此，他在其1817年的《政治经济学与赋税原理》一书中分析指出：组织特定的资产、技巧和能力对分工效率的影响很大。

1984年，企业能力理论开始分化为两个相对独立而又互为补充的流派。一派是资源基础论，它以沃纳菲尔特及其发表的《企业资源学说》为标志，提出了公司内部资源对公司获利和维持竞争优势的重要意义。1986年Jay B. Barney提出战略要素市场的概念，认为企业能否获得超额回报取决于能否对战略价值做出精确评价，并强调可以通过企业内部分析获得对战略价值的精确认识，从而实现超额回报。另一派是能力学派，这一派以C. K. Prahalad和Gary Hamel在1990年5—6月的《哈佛商业评论》上发表的《企业核心能力》一文为标志，认为企业是一个能力体系或能力的集合，企业能力将最终决定企业的竞争优势和经营绩效，并明确提出核心能力就是组织对企业拥有的资源、技能、知识的整合能力，即组织的学习能力，核心能力的存在是企业成长的源泉。

2. 企业能力理论的主要范式

企业能力理论以企业内在成长理论为理论渊源，以Wernerfelt的资源基础论为发展始点，经过Prahalad和Hamel、Leonard-Barton核心能力理论研究的推动，以Teece等的动态能力理论研究为正式形成标志，随后出现了新的理论发展——企业知识基础论。

1) 企业资源基础论

在潘罗斯的企业成长理论的基础上，经过沃纳菲尔特(Wernerfelt，1984)、巴尼(Barney，1986)等人发展而形成了企业资源基础论。

1984年，伯格·沃纳菲尔德(Birger Wernerfeld)在《战略管理杂志》第5期发表《基于资源的企业理论》(a resource-based view of the firm)一文，标志着基于资源的企业理论的诞生。1991年，巴尼在《管理学杂志》第1期发表《企业资源和持续竞争优势》一文，他把"资源"定义为："一个企业所控制的并使其能够制定和执行改进效率和效能的战略的所有资产、能力、组织过程、企业特征、信息、知识等。"(Bamey，1991)

该文基于企业间战略资源具有异质性且差异具有稳定性的假设，探讨了企业资源与持续竞争优势之间的关系；建立了持续竞争优势的企业资源模型；提出了为获得竞争优势识别所需要的企业资源特征，这些特征包括：资源是有价值的、稀缺的、不易模仿的和不可替代的。

这一时期做出贡献的其他学者及其文献还有：Rumelt(1984)，Diericx 和 Cool(1989)，Lieberman 和 Montgomery(1988)等。之后，有许多学者，如 Barney 和 Hansen（1994），Conner（1991），Hunt（1997），Makadok(1998)等，分别在 VRIS(value，rarity，imitability，substitutability)框架内，多角度地探讨了基于资源的企业理论的有关问题，初步构建了基于资源的企业理论框架。

企业资源基础论的核心是对企业持续竞争优势的根源的探讨，从企业外部的环境条件以及市场定位转向了企业内部资源。资源学派把企业看作是资源的集合体，对资源的定义比较宽泛，它把一个企业所控制的能使其改进效率和效能的所有的资产、能力、组织过程、企业特征、信息、知识等都视为资源。资源可分为一般性资源和战略性资源，但只有战略性资源才可导致企业竞争力的差异，因而构成企业竞争优势的源泉。

2) 企业核心能力论

1990 年，普拉哈拉德和哈默(C. K. Prahalad 和 G. Hamel)在《哈佛商业评论》上发表划时代的"企业的核心能力"(*the core competence of the corporation*)一文。他们认为决定企业竞争优势的能力是组织的积累性知识和各种技能与技术流的有机组合，而不是单纯的企业资源，即核心能力是"组织中的积累性学识，特别是关于如何协调不同的生产技能和有机结合多种技术流的学识"。核心能力具有三个重要特征：延展性、用户价值和独特性。

普拉哈拉德和哈默认为，核心能力是对个别技术和生产技能的复杂协调，竞争对手可能会获得构成核心能力的某些单项技术，但却学不到有关组织内部协调和学习的整体模式。企业之间的竞争，是在核心能力、核心产品和最终产品三个层面上的全方位的竞争。最终产品是核心能力的市场表现，核心产品是核心能力的物质载体，唯有核心能力才是企业竞争优势的源泉。

3）企业动态能力论

企业的核心能力在环境发生变化时很容易表现出抗拒变化的惰性，即"核心刚性"。企业在获得核心能力的同时，因"核心刚性"而丧失竞争优势。Teecc，Pissano 和 Shuen 在 *Dynamic Capabilities and Strategic Management* 一文中提出了动态能力内涵，是指企业组织长期形成的学习、适应、变化、变革的能力，强调：一方面为适应不断变化的市场环境，企业必须具有不断更新自身胜任的"动态"能力；另一方面"能力"是指在满足环境变化的要求方面具有关键的作用。动态能力的内容主要包括：组织惯例、技能和互补资产。对不断变化的外部环境，企业必须不断地更新自身能力，发展新的能力。

动态能力的内容主要包括三个方面，即组织惯例、技能和互补资产。由于组织能力内嵌着大量独特的隐性知识，所以特定企业的组织能力是难以被复制和被模仿的。企业动态能力理论不仅从深层次认识到了企业竞争优势的根源，而且认识到为应对不断变化的外部环境，企业必须不断地更新自身能力，发展新的能力。

4）企业知识基础论

能力是企业竞争优势的来源，那么能力的决定因素又是什么？企业的知识满足"有价值的、稀缺的、不能完全被模仿的和不能完全被替代的"，巴尼认为这样才能使资源产生竞争优势，即隐藏在企业能力背后并决定企业竞争优势的关键是企业掌握的知识。

3. 结论和启示

通过对企业能力理论主要范式的梳理和分析，我们可以将企业能力理论借鉴到公立医疗集团的能力研究中，而协同能力是使公立医疗集团获得竞争优势的非常重要的一种能力。由企业资源基础论分析，公立医疗集团的资源对于集团的竞争力来说非常重要，这里的资源包括医疗集团所控制的能使其改进效率和效能的所有的资产、能力、组织过程、医疗机构特征、信息、知识、技术等，战略性资源可构成集团竞争优势的源泉。由企业核心能力论，决定医疗集团竞争优势的能力是组织的积累性知识和各种技能与技术流的有机组合，而不是单纯的集团资源，组织中的积累性学识，特别是指关于如何协调不同的业务技能和有机结合多种技术的学识。由企业动态能力理论分析，面对不断变化的外部环境，医疗集团必须具有学习、适应、变化、变革的能力，不断地更新自身，发展新的能力，而这种动态能力的内容主要包括：组织惯例、技能和互补资产。由企业知识基础论分析，决定公立医疗集团竞争优势的关键是集团掌握的知识。

综合和借鉴企业能力理论的分析研究，我们可以得到：与企业能力特征相似，公立医疗集团协同能力是医疗集团的一种动态能力，一方面，为了适应不断变化的市场环境，公立医疗集团必须具有不断更新"动态"的协同能力；另一方面，协同能力在满足环境变化的要求方面具有关键的作用，是公立医疗集团核心竞争能力的重要组成部分。

第二节　医疗集团相关研究基础

一、医疗集团相关研究

(一)管理体制方面

林枫等(2010)认为，"集团化+法人治理结构"，即在实现公立医院集团化基础上建立法人治理结构可以达到二者的协调统一，形成一种新的公立医院管理体制。医疗集团是实现管办分开、建立法人治理结构的载体。集团为具有独立法人地位的国有非营利性事业单位，是集团所属公立医疗卫生机构国有资产投资、管理、运营的责任主体和政府办医的责任主体，是自主管理、自主发展、自主约束的法人实体。这样，实现所有权和经营权的分离，所有权归政府或卫生行政部门，经营权归医疗集团。

(二)运营模式方面

随着我国医疗体制改革的深入，为了提高公立医院经营绩效，近几年在理论和实践上对公立医院(集团)运营模式做了很多研究工作和实践尝试。

　　为了探索,医改试点城市镇江市组建了两大公立医疗机构集团,即康复医疗集团和江滨医疗集团,决定江滨医疗集团采取松散型模式,而康复医疗集团采取紧密型模式。所谓松散型模式,是指一个集团内部的各个组织均为独立的法人,它们之间通过契约关系建立联盟关系。联盟关系的确立及其正常运转,最为关键的要素在于组织之间优势互补,从而能借助联盟关系为各自带来相应的利益。如果缺乏利益关联,联盟关系就会名存实亡,很有可能会出现"独联体"的情形。因此,在松散型的医疗集团中,除非所属机构都独具特色,否则集团内业务关系的整合将困难重重,而已有资源的重新配置将难上加难。在紧密型的集团之中,各医疗机构本身并不是独立法人,而整个集团成为一个法人。集团中心负责整个集团的战略管理、资产管理、物流管理(包括药品集中采购)和制度建设,而下属医疗机构则负责具体的运营。集团中心向各家子机构委派行政总监。可以预期,集团各机构之间的业务将发生深刻的整合,众多具有重叠性的业务和资源可以合并并重新配置,例如检查、药品与耗材采购、信息化建设等。同时,集团内部不同类型的医疗健康服务可形成良好的分工合作关系,形成健康维护、预防医学、初级卫生保健、基本医疗服务、专科医疗服务、康复护理服务一体化的新模式,从而吸引公立和商业医疗保险的参保者选择集团作为定点健康管理者。唯有如此,通过集团化建设,才能实现公立医疗服务体系的整合性和发展性目的。专家认为,在现阶段,镇江市政府选择让松散型和紧密型医疗集团并存,是一种具有策略性考虑的权宜之计。实际上,在既有的制度条件下,松散型集团化可能带来的改变是有限的,或许会劳而无功。紧密型集团化固然是值得追求的改革方向,但是其具体的推进过程必将面临现有制度结构的一系列制约。比如现有的医疗机构,无论大小,无论业务重点是什么,无论运营情况如何,均纳入行政化的事业单位等级体系,拥有各自的行政级别,也都在名义上是"独立法人",而推进紧密型集团化的题中应有之义,就是取消集团内部所有子机构的独立法人地位及其行政级别。这谈何容易？

邹俐爱等(2010)对公立医院集团化运营的模式进行了剖析，认为公立医院集团的运营模式主要有：

(1)托管制模式，指医院产权所有者将医院(或科室)的经营管理权交由具有较强经营管理能力，并能够承担相应经营风险的机构进行有偿经营，明晰医院所有者、经营者债权关系，实现医院效益最大化的一种运营方式。

(2)松散协作形式，此种模式以地域优势或学科专业优势为纽带，重组各方以协议或契约的方式建立起协作经营关系，集团内部各成员医院没有隶属关系，所有制性质、财务核算形式、现有资产所属关系、人员归属管理权限等均不变，成员医院各自承担相应的民事责任，经营上独立自主。

(3)联合兼并型，兼并型医院集团以资本和长期经营管理权等为纽带，由集团购买、兼并和联合医院、集团直接进行经营管理。核心医院指派人员参与管理被联合的医院，并在学科建设、人才培养及医疗技术等方面给予指导、帮助和支持。对于医院的隶属关系、产权、级别、人事归属均保持不变；被兼并医院则纳入核心医院进行统一管辖，建制撤销，产权转移，人员合并。

(4)其他形式：①连锁经营型，连锁型医院集团多数是由专科性质的医疗机构，或不同规模的综合性医疗机构中具有专长的学科，以某个专科和特色项目为着眼点开展的单项复制式的经营活动；②资产重组形式，这是以资产为纽带，有多家医院横向或纵向、不分医院级别和专科的全方位的重组联合、合并成一个统一的医院集团，通过医院集团的规模效应，例如优化资源结构、集中采购、统一配送、融资贷款等，统一管理模式降低运营成本，共享医疗资源。

(三)运营管理方面

柴珺(2010)认为，应对松散型医院集团实施精细化管理，可以更好地明确系统的管理目标，增强系统的协调性和凝聚性，提高集团的运行效率。主要有五方面工作：在集团内进行数字化医院的建设、在集团成员间开展医疗设备和医疗技术合作、后勤保障体制改革、加强经济核算以及集团体系建设。

(四) 其他方面

医院之间的兼并或整合一般是为了降低成本，提高运营效率。但是有不少学者对医院兼并和整合能否提高运营效率持怀疑态度，对此很多学者展开了探索性的研究。我国目前医院之间的整合主要表现为组建医疗集团。刘霞等(2009)通过设定多产出成本模型，利用上海市公立医院(包括发生整合的公立医院集团)的相关数据，对医院整合成本的影响进行研究，发现医院整合并没有带来成本的节约，出现这种情况可能是以下三方面的原因：组建医院集团后，医院集团在管理、科研方面的合作虽然提高了管理效率和技术水平，但是集团内部各医院仍是独立运作的单位，各成员医院的管理、科研等成本并没有因为整合而减少；医院集团内部三级医院向二级医院的技术转移产生了一定的成本；医院集团内部的技术转移导致二级医院收治的疑难杂症患者增加，导致处置成本增加。因此，医院整合所产生的规模经济和效率提高导致的成本减少可能被以上原因导致的成本增加抵消了。

周洲等(2010)对公立医院集团化建设的财务管理进行了探讨，认为应进行财务集中管理，公立医院集团化管理下的财务集中管理不仅仅是资金、账务的统一管理，而且是围绕医院发展战略，在信息、物流系统的协同和支持下，与信息技术相结合的财务资源共享，是从医院战略角度出发，全面反映、控制、分析和评价医院集团经营活动，为医院决策层提供有效统一的财务管理服务。

林枫等(2010)认为，对于组建医疗集团，应注意一些问题：一是为了适应国家事业单位管理的宏观政策环境，医院集团内各医疗机构具有独立的法人地位，它和核心医院的关系是类似子公司而不是分公司的关系；二是集团内医疗机构应尽可能是以资产为纽带的紧密型关系，要形成实实在在的利益共同体；三是在中等及以上城市，可根据经济社会发展水平、医疗资源状况，成立两个或者以上的医疗集团，形成有利于适度竞争的办医格局，从而促进该地区医疗卫生事业的健康发展；四是组建集团不能按地域划分，尤其是社区等基层医疗机构要交叉、相对均匀分布，确保患者在集团之间就医方便并且不增加额外成本。

(五)国外相关研究

Alexander 等(1996)使用单变量 DID(difference-in-difference)比较方法研究了医院兼并的效果，发现医院兼并在短期内每个病人能降低大约33%的成本。Dranove 等(1996)和 Durkac、Shanley 比较分析了美国加利福尼亚州 13 家医院集团在 1988 年和 1991 年的绩效，发现医院集团与独立的医院相比较，在成本与高技术医疗服务的提供上没有明显差异。Dranove 和 Lindrooth(2003)的研究比较了医院兼并和组建医院集团对医院成本的影响，发现组建医院集团后的 4 年中没有产生医院成本上的节约，而医院兼并产生了大约 14%的成本节约。

Dranove 和 Shanley(1995)表示医院集团体系可以降低成本与提升品牌声誉。由于集团内的成员有着相似的成本结构与提供同等级的医疗服务，医院管理阶级就可以利用此一优势来对集团体系内的各家医院进行一致化的管理，并借由相同的人员编制、共同采购等经营手段，来降低集团内各家医院的行政成本，且维持稳定的医疗服务质量。因此医院集团体系可以发挥规模经济的效果，降低其成本结构以及建立良好的品牌声誉。

Menke(1997)则比较了医院集团体系与独立医院的成本结构。其研究发现集团医院确实会有较低的成本函数，而在集团医院当中，医院的权属别对于成本结构的差异并没有显著的影响。另外，在非集团医院当中，其营利医院具有最大的成本结构。文中作者也谈到了规模经济与范畴经济对集团医院与非集团医院的影响：规模经济效果对于此两类医院都有一定的影响力，但只发生于高医疗服务量产出的医院；然而范畴经济效果会出现在所有的集团医院上，但在非集团医院中，只会发生于中小型医疗服务量的医院当中。

Ho 和 Hamilton(2000)探讨了医院的合并、收购与整合对于医院的效率、市场力量以及医疗质量会产生怎样的影响。作者们使用了美国医院协会(the American hospital association，AHA)每年的医院调查数据，并撷取 1991—1995 年位于加州的医院数据,包含医院的基本资讯、医院间的整合与并购数据以及医院所隶属的医院集团体系等;另外,作者们也使用了在加州初次诊断为急性心肌梗死(acute myocardial infarction, AMI)或中风的住院病患以及新生儿来作为实证分析的样本。其实证结果发现,医院整合会导致 AMI 病患与提前出院之新生儿增加出院后再住院的概率;然而,医院整合对于住院病患的死亡率却没有显著的影响,故医院的整合并不会提升医疗服务质量;但就医院的效率而言,由于医院整合确实能够降低医院的经营成本,且使得医院间的医疗资源做更有效率的使用,故医院的整合能够提升医院的效率;最后作者们谈到医院整合对于市场力量的影响,医院间的整合会造成医院的市场力量急剧扩大,且导致该地区的医院市场竞争程度降低,医院之间的不竞争很可能会造成医院的医疗服务质量下降,这也是医院整合不会提升医疗服务质量的原因之一。

二、小结

从相关文献可以看出,国内外关于集团化的研究较多:研究对象多集中于企业集团,如药业公司集团、酒店公司集团、职业教育集团、保险公司集团等;研究内容多样,除理论方面的研究外,还有内部治理机制、管理模式、经营模式、集团化财务运作体系建设、发展战略研究等多方面,研究得较深入且成熟。虽然医疗集团形式来源于企业集团,但由于医院的性质和企业有所不同,且我国国情特殊,关于公立医疗集团,特别是我国公立医疗集团的研究较少,且大多局限于公立医疗集团管理体制、运营模式、财务管理等范围内的理论和概念分析、案例研究,总体来说研究的层面较浅,没有深入挖掘其潜在的影响因素和本质问题,没有利用数理模型进行深层次的探索。

目前,协同理念、协同学相关理论及协同管理方法已被广泛地应用于多种行业,但在医疗行业的应用和研究却较少。已有的研究多集中在区域医疗领域,包括协同的信息系统的建设、协同的医疗平台构建、区域内协同合作的模式和机制等,还有医院内部分要素的协同管理,以及少量文献中涉及公立医院集团应该协同高效，并未对具体的协同层面、协同能力等进行探讨，总体来说研究的层面较局限，且程度不够深入，仅限于理论和概念上，并未结合实际数据进行深入、具体的探讨，无定量分析和量化机制。

我国的政治制度以及所决定的医药卫生体制与西方国家存在极大的差异，因此，国外卫生领域的研究成果借鉴意义十分有限。在中国的卫生领域，经过新一轮医改的艰难探索，我们已经确定公立医院改革为新医改的重点和难点，而公立医院集团化又被认为是值得探索和尝试的公立医院改革新路径。但是在公立医院集团化的过程中，遇到了许多问题。公立医疗集团想要获得良好的社会效益和经济效益，就需要加强协同合作；想要获得良好的协同效应，就需要拥有良好的协同能力与协同机制。如何使公立医疗集团内各医疗机构进行良好的协同合作，为患者提供高效优质的服务，是值得探讨和研究的。

第三节　发达国家及我国台湾地区医疗集团实践

一、相关实践案例

(一)美国凯撒医疗集团

美国公立医院主要分为三类：(1)由联邦政府建立以及所属的机构，以实现特定的全国性公益目标。联邦政府所属的公立医院包括三大系统：退伍军人医院，为退伍军人及其家属提供医疗服务；军队医院，主要为现役军人服务，由国防部(Department of Defense)负责运营；印第安人医院，为北美原住民提供医疗服务。(2)精神病医院或长期看护医院。这类医院由联邦政府所建，或者是联邦政府与地方政府共建，抑或者是地方政府所建。(3)普通的公立综合医院和专科医院，尤以综合医院数量居多，并向普通民众开放。这些公立医院均由地方政府设立，主要是州政府、县政府或市政府等美国地方政府机构。精神病患者、长期看护需要者以及无法自行支付民营医疗服务机构费用的普通民众，需要有公立医疗机构扮演安全网的角色，以实现人人有病能医的公益性目标。政府兴办公立医疗机构，就是为了实现这一公益性目标。

美国医疗卫生体制的特点是以市场作为卫生资源配置的主要手段，因此，美国医疗体系中私立医院占据主导地位。过度的市场化、多元化和分散化导致医疗卫生资源配置效率较低、医疗服务体系运行成本过高、医疗保险覆盖面不足等问题突出。虽然美国的医疗卫生体制整体情况不尽如人意，但有研究表明，以凯撒医疗集团为代表的整合型医疗保健模式在同等投入情况下，其效果比英国的国家卫生服务体系（NHS）更好。目前，有近30%的美国人选择了集医疗服务和医疗保险于一体的凯撒医疗集团（Kaiser Permanente，KP）作为参保单位。凯撒医疗集团采取的医疗保险和医疗服务统一管理模式，坚持预防为主、防治结合的理念，在探索加强疾病预防控制、推进健康管理和降低医疗成本等方面初步显示出了良好的发展前景。

凯撒医疗集团诞生于1945年，是美国目前最大的私立非营利性医疗系统，以及整合医疗服务系统和非学术类研究机构，其以HMO（health maintenance organization，健康维护组织）形式运营。HMO是国外管理式医疗（managed care）的一种形式，这种形式最重要的特征就是"闭环"。在闭环的HMO网络里，支付方和服务方有一定的约定折扣，为会员打包提供较为实惠且质量可控的医疗服务。会员通常被要求选择一名首诊医生（primary care physician）作为守门人，如果有需要，再由守门人转诊至HMO网络内的其他专科医生。在HMO网络内就医的价格比较低，用户自费部分也很低，如果出了这个网络，会员可能需要额外付很大一部分花费。

凯撒医疗集团从创建之初的1家医院、2.6万名会员发展到如今的39家医院、1220万名会员，医生及会员数量逐年快速增长。截至2017年，集团业务覆盖了全美8个州及华盛顿特区，共有39家医院，680个医学中心。凯撒医疗集团的服务宗旨是让美国居民享受到低价且优质的医疗服务，其诞生之初就是为凯撒工业集团所雇佣的员工提供医疗服务。凯撒医疗集团由三部分组成：第一部分是凯撒基金健康计划

(KFHP)，第二部分是凯撒基金医院(KFH)，第二部分是凯撒医生集团(PMG)。

凯撒医疗集团奉行的是集医疗保险和医疗服务于一体的管理理念。参保方通过总额预付的方式将资金交给凯撒医疗集团，成为会员。会员按照所购买保险的不同等级享受不同的医疗保健服务。在组织结构方面，凯撒医疗集团共设有35个集医教研于一体的国家级医疗中心，主要从事疑难重病的诊治。医疗中心周围设有诊所，负责提供一般疾病的诊治。边远地区则采用派出护士的形式，向会员提供预防保健、医疗和健康管理等综合性服务。

凯撒医疗集团的整合包括以下几个维度：医疗保险和医疗服务系统整合，从而使支付方和服务方的行为和利益一致；初级护理医师和医疗专家及其他医护人员的整合；在健康管理中整合了信息技术，从而使数据平台与其保险打通，因此比较有利于嫁接数据和技术手段进行费用控制；医疗设施的整合，患者可以在同一个地方完成问诊、上医疗健康课程、购买处方药、做检查或者住院；决策机制的整合，综合医师、医院、健康计划和工会投入各方意见；动机的整合，使得员工和医生都具有共同的动机去维护患者的健康。

(二) 英国 Smith 医院托拉斯

为了解决体制公私分离、效率低下、杂乱分散以及地区不平衡等问题，1920年英国政府发表达文森报告，希望将公私归并，覆盖所有人群。1942年，贝弗里奇报告(威廉·贝弗里奇，2008)发表，成为国民医疗服务体系的蓝图。在此基础上，1944年有关国家医疗服务的白皮书公布，其意在于将分散的、分属于私人的慈善医院、地方政府的济贫院发展过来的地方医院、私人开诊医生、地方政权负责的公共卫生整合起来。1948年7月，政府开始正式实施国民医疗服务体系(national health service，NHS)，标志着带有福利国家特征的、统一的医疗服务体系诞生。目前，英国仍以公立医院为主，约占全国总数的95%以上；在伦敦，私立医院仅占0.5%。公立医院在英国通常称为NHS系统医院。英国的医院服务分为三级：大区或大区以上的专科医院、地区综合性医院(DGH)、社区医院。

英国从20世纪90年代初开始对公立医院实行改革,其具体措施是原有的公立医院组建成具有独立法人地位的医院托拉斯(hospital trust)。公立医院改革使政府由"办医院"转变为"管医院",由提供服务转变为购买服务,使政府部门能够有更多的财力和精力追求医疗服务的社会公平性和可及性,并有利于政府部门对所有类型医院的公平监督和严格执法。通过这种方式,政府在卫生服务领域引进了市场机制。为了便于市场监管和使医院具有合适的经营方式等责任能力,政府鼓励医院之间合并重组成为规模更大的医院组织。同时,医院为了在市场竞争和供求谈判中争取主动,降低交易成本,医院之间纷纷顺应大势,结成医院托拉斯。英国医院托拉斯的组建虽然没有按照美国完全采取市场化的模式操作,但多数医院托拉斯的成员之间已不是一般意义的市场营销、市场谈判等方面的战略联盟,而且在托拉斯内部进行产权融合与转移,使各个医院的资源重组在医院托拉斯中得以实现。通过产权融合和调整,原来医院独立的利益随着加入医院托拉斯而被终止,由托拉斯本身取而代之。作为独立的法人,医院托拉斯从制度上把原来各自独立的医院捆绑在一起,医院托拉斯成立董事会,负责医院托拉斯的监督管理工作和非政治化的经营决策等。

医院托拉斯的建立是为了在提高效率的同时,确保国家对卫生服务体系的控制。英国公立医院改革的具体措施是把原有的公立医院组建成具有独立法人地位的医院托拉斯。从1991年到1998年,英国共建立了450家医院托拉斯。与改革前的公立医院相比,新组建的医院托拉斯在财务、人事和日常管理方面拥有更多的自主权,成为具有自我管理和发展能力的法人实体。地区卫生局和全科医生会选择与提供质优价廉服务的医院托拉斯签订购买合同,促使同一地区不同医院托拉斯之间的竞争,限制了服务价格的上涨。同时,由卫生管理部门对恶意降低价格进行竞争的方式进行限制。

Smith医院托拉斯成立于1994年4月,共有1200张床位,400多位主任医师。该托拉斯包括Smith、Charlotte、Akita和Clause 4家医院,分别拥有床位 500 张、150 张、100 张和 450 张。集团名称即以 Smith 医院名称命名。Smith 医院托拉斯位于伦敦西部地区,是该区域 8 个医院托拉斯中规模最大的一家。Smith 医院是伦敦西部的综合医院,为该地区 10 万人口提供高水平医疗保健服务,它是英格兰的一所最大的教学医院,在提供专科服务和急诊医疗服务的同时还是英国皇家临床研究生院教学基地之一,该院接受来自整个英格兰的转诊病人和世界各地的一些特殊病例,因此它使 Smith 医院托拉斯成为英国和国际享有盛誉的临床服务医院集团和教学研究中心。

按照 NHS 的统一要求,集团每年要制订管理计划。该集团发动各科室和管理部门以自下而上的方式制订计划,最后形成医院和集团的计划。这些计划中还强调了各医院与相应地区或社区的下级医疗机构甚至 GP 等购买者的签约数量,以保证集团业务稳定增长。集团医院每年年末进行核算,并确定第二年的财务预算;扣除成本后测算净利润,在预留发展资金的基础上,按照股份比例分红。集团医院的财务独立,不受地方卫生局或 NHS 等卫生行政部门控制。

(三)法国巴黎公立医院集团

17 世纪,随着巴黎城疆界不断扩大,在边远地区或郊区相继创建了传染病医院、精神病医院和济慈医院。18 世纪,巴黎城进一步扩大,中心城区内部已有 100 万人口,郊区人口也有 400 万,于是在城区内部和郊区均出现了新的医院。直到 1900 年,巴黎城区内部已经出现多家医院,郊区人口也达到了 650 万人。到 20 世纪 70 年代,巴黎的医院建设面临着很多挑战——中心城区的医院较多,郊区医院相对较少。2000 年左右,巴黎相关部门提出医院太多,运营成本过于昂贵,因此,为控制成本,必须将医院合并。将那些地理位置接近,或是一些老旧的、运营成本较高的医院逐渐淘汰。

法国医疗卫生制度核心是政府主导区域医疗规划、整合医疗服务、规范医疗行为并全额支付国民医疗费用。法国共有 22 个公立医院集团,其中巴黎公立医院集团(简称"AP-HP")以拥有 39 家公立医院、12 个医院集群、92000 名员工的规模成为法国以及欧洲最大的公立医院集团。

法国 22 个公立医院集团之间没有竞争，因为每个集团都在不同的大区。但公立医院集团跟私立医院竞争很激烈，因为私立医院可以选择病人和选择性地治疗，开展一些成熟的医疗项目，因此会从医保那里得到更多的盈余付费。公立医疗集团从医保那里得到的钱是一样的，但各种病人都会到公立医院，包括穷人。同时，公立医院医生的工资由国家发放，私立医院则没有限度。

巴黎公立医院集团中的 39 家医院之间没有直接竞争，不同医院的科室设置与特色会不一样。集团拥有 3 所儿童医院，3 所神经外科和脑科医院，其他医院是癌症特色。集团实行大科室管理，即集团内的相同科室实行统一化管理，比如集团的肿瘤中心主任管理所有医院的肿瘤科室，医院的院长助理都要服务于这个主任，所有医院的肿瘤诊疗流程是统一规范化的。

(四) 新加坡保健服务集团

为了降低成本与提升竞争力，新加坡公立和私立医院基本都组成各个医疗集团。新加坡的医院集团运行机制大多采用董事会领导下的院长负责制，董事会可参与制定医院的发展战略，审批重要人事及财务，监督卫生服务质量。集团总部统一管理财务、质量、医疗事务、后勤、信息系统、教育等。通过医疗集团横纵混合模式，集团内既有同级别的医院，又将不同级别的医院纳入，形成了集团内的双向转诊机制。

新加坡卫生部在全国范围内将公立医院按东、西两大区域水平设置"国立健保服务集团"和"新加坡保健服务集团"。所有权归政府所有，管理权转交集团公司，按集团化模式运行。两集团每家公立医院具有独立法人地位，分别由各自的董事会管理，集团 CEO、董事由卫生部任命，对董事会负责。集团具体事务由全职集团总裁负责，该总裁由卫生部和董事会联合任命。两大集团所属医院均为单独的公司，享有经营自主权。政府对其实行监督，对价格、床位以及昂贵仪器设备的购置等有控制权，大型设备由卫生部所属的控股公司采购，药品由专业医药公司采购，而集团所属的医院药品采购则委托给专业医药机构采取市场化运作。

医院集团实现了医院服务购买者与提供者的分离，提高了医院在服务范围、人员任用、设备投入、财务和日常管理方面的自主权，保留索取利润和盈余的权利。同时，通过引进市场机制，加强市场竞争能力，降低交易成本，加强医院管理者和医院雇员的工作责任感和积极性，而政府将工作重心转移到相关政策和监管上来，集中精力追求医疗服务的社会公平性和可及性。

新加坡保健服务集团于 2000 年完成重组，该集团是由新加坡卫生部组建的股份有限公司，其股票完全由新加坡卫生部控股公司持有。集团拥有 2 家主要医院(新加坡中央医院和 KK 妇女儿童医院)、5 个全国性专科中心(国家癌症中心、国家心脏中心、国家神经学研究院、国家眼科中心以及国家牙科中心)和 9 个综合诊疗所。该公司章程由一家私人法律公司与卫生部协商起草而成，与其他私人公司章程没有太大区别。章程明确了保健集团法人治理架构。新加坡保健集团在完成重组、实现法人治理的基础上，也完善了相关的人力资源管理政策。

新加坡保健服务集团的人力资源管理政策：

(1)绩效考核：主要由各单位、科室、部门或集团的主管负责，具体取决于需要考核的人的级别。例如，在科室一级，考核由科室主任进行；在部门，由各部门主任进行。一般来说，医疗职员与管理职员分别考核。医疗职员更多的是考核其诊疗能力，而管理职员考核的是他们承担领导职责的能力。

(2)职业路径：一般来说，毕业生首先担任一年的实习医生，然后成为一名住院医师。一些住院医师可能离职进入私人部门，成为全科医师；还有一些住院医师会接着去攻读研究生学位，专攻他们选定的领域。在获得了研究生学位之后，他们开始专家在职培训，成为一名注册医师。在完成专家培训之后，成为副顾问医师。担任至少五年以上的顾问医师，可以成为高级顾问医师。③薪酬与福利：同大多数私人公司一样，新加坡保健集团对其员工并无固定的工资级别。该集团为每个员工的级别确定了一个工资范围，为那些承担额外职责或表现好于他人的员工加薪、发放津贴或奖金。

（五）我国台湾地区长庚医院集团

我国台湾地区"全民健保"政策已实施 20 余年，在这 20 余年中，医疗服务市场的规模不断扩大，其产业结构也发生了重大的转变，也造成这个市场变得越来越具竞争力，这样的改变使得各家医院开始忧心自身在医疗服务市场上的地位，纷纷寻找出对自身医院有利的优势，其中最直接的方式就是增加自身医院的市场占有率，以下简称"市占率"，以巩固自己在医疗市场上的地位。

在民众就医行为方面，由于"全民健保"政策的施行，民众可以以低价格享受医疗服务，使得价格不再是民众就医最主要的考虑因素，反而以医院的医疗服务质量为主要考察，再加上医疗服务市场在最近这几年的竞争越来越激烈，各家医院无不使出浑身解数吸引民众前来就医，加入医院集团体系中或是医院集团体系在各地建立新的医院等。这些行为都是为了提升医疗服务质量及提高市占率，以吸引民众就医，并增加自身医院的医疗服务量及抗衡健保局支付制度的财务压力。

我国台湾地区的医院按照权属不同可分为公立医院、财团法人医院以及私立医院，在公立医院部分，隶属于医院集团的公立医院家数占当年度全部公立医院的数量约 70%；而在财团法人医院方面，集团医院中的财团法人医院家数随着年度的增加而有逐渐增长的现象；至于在私立医院部分，非医院集团的私立医院家数则随着年份的增加而呈现迅速减少的趋势，此也导致台湾地区西医医院的总家数逐年降低的现象。在 1998—2009 年的 12 年期间，台湾地区集团医院的总数从 1998 年的 135 家逐年成长至 2009 年的 159 家，成长幅度为 17.78%，而非集团医院的总家数则由 584 家逐年下滑至 355 家，成长幅度为-39.21%，其凸显了集团医院迅速成长的趋势（见表 2-1）。

长庚医院是非营利性财团法人，运营盈余不归私人所有，必须用于医院自身发展，与大陆非营利性医院性质类似。长庚医院围绕医疗、护理、康复等形成了纵向一体化的医疗服务体系，不仅在以病人为中心的理念、追求高质量医疗品质、持续优化管理流程等方面坚持同质标准，更是在集团化运作和企业式管理方面实现高度同质化。

表 2-1　　　　　　　　　台湾地区医院集团情况

医院类别	1998 年		2004 年		2009 年	
	集团	非集团	集团	非集团	集团	非集团
公立医院(家)	73	23	71	19	74	27
财团法人医院(家)	28	49	38	48	52	44
私立医院(家)	34	512	42	372	33	284
合计(家)	135	584	151	439	159	355

数据源：数据来自历年《台湾地区医院医疗服务量与医事机构现况》。

基于高度集约运作模式的成本管控。随着健保管理不断加强，长庚医院收入增长空间压缩，成本控制压力增强，形成了高度集约的成本运作模式。以医管分工合治为例，行政中心下设供应处、会计处、工务处等部门，集中处理各院区物资供应、会计核算、后勤保障等事务，通过集团议价采购、统一配送供应、提供共享管理服务等，充分发挥集团运作规模效应。同时，全面整合总部和院区的内部流程，做到所有数据源头产生后，在各管理机构互相串联、环环相扣，实现信息共享。

基于劳务技术价值的医师薪酬分配。所谓医师费，就是医师在提供医疗服务后，均由医院拨付事先拟定的比例金额作为医师酬劳，与医院经营绩效无关，核心是确立医师和医院的拆账比例，其制度要点有：薪资结构是完全变动薪，主要考虑到医师诊疗产出可以量化，且台湾健保支付起初以项目支付为主，采用完全变动薪可以激励医师积极性，即使要给付津贴等福利保障，也只是从医师费收入中拿出部分以福利保障的形式发放。

二、小结

前文实践案例有许多经验和闪光点值得我们参考和借鉴。

(一)服务模式人性化

医疗集团及医院秉承"以人为本"的服务理念，为了患者和患者家属的便利，医院流程提供"一站式"服务；对员工进行培训，建立激励机制和连续的进修制度，提高员工的医疗技术水平和综合素质；对医院医疗服务质量进行监管，设立申诉处，调节医患矛盾。新加坡的医疗服务都要以病人为中心，对于病人的要求有专门医疗人员指导和满足其需求，而诊断和医疗服务、实验室都是针对不同病人提供服务，处于最外层的是行政管理人员，完成支持性工作。

（二）风险分散化、经营规模化

医院进行集团化管理，实行人、财、物的统一，医疗资源合理配置。通过各种扩张乃至国际化扩张方式形成规模优势以分散风险。医院的规模扩大，获得规模经济效应，规避了市场机制的副作用，充分发挥了规模经济的优势。英国医院托拉斯进一步考虑将其所属的下级医疗机构购买者甚至家庭医生纳入自己集团之内，扩大集团规模、增加收益。同时，有利于改变组建医疗集团时排斥社会医疗机构和私人开业者的现状。

（三）激励机制健全化

医疗集团内设计合理的薪酬制度，建立有效的内部激励机制，如年薪激励、晋升激励等，医生不只拿固定工资，确保医生的工作态度、工作质量在薪酬中有所体现，医务人员普遍过上体面的生活，付出得到应有的回报，工作效率得以提高。

（四）医院管理精细化、现代化

一是对医疗质量的管理，设定严格的疾病诊疗规范、标准和临床路径，建立质量监控指标体系。二是对医疗服务流程的管理，将就医流程进行拆解和整合，相关的医疗流程采用并联方式同步进行，尽可能简化不必要的医疗程序。三是对医务人员的绩效考核管理，建立严密的考核体系，利用平衡计分卡等现代化管理手段对服务质量、效率、服务对象满意度和团队合作贡献度等进行考核。四是对诊疗方案和适宜技术选择的管理，采用基于临床案例的随机对照研究、循证医学研究和成本效果分析等卫生经济学评价方法，实现对拟选择方案的科学决策。

（五）医院管理分工合治、管理职业化

贯彻共享服务理念，推动医院集团化运作，需要相应的机构和队伍来保障。例如：长庚医院运营管理的中枢是总部行政中心，与办医主体部分功能相似；长庚医院在各院区设置管理部，部门主管与院长分工合治，但仅对行政中心负责，而办医主体可以向公立医院委派总会计师履行相关职责。鉴于出资人所有权和医院运营权划分，办医主体或许不宜直接在公立医院设置隶属办医主体的医院管理部，但可鼓励有条件的医院内部自行组建经营管理组等机构，行政架构隶属院长或总会计师领导，推动医院管理职业化。此外，办医主体可以在医院自愿探索的基础上，在运营管理机构设置、分析管理等方面提供指导。

（六）医疗保险和医疗服务一体化

实行医疗保险和医疗服务统一管理，有利于提高卫生资源的利用效率，更好地控制医疗费用，是国际发展趋势。可借鉴凯撒医疗集团经验，探索实行医疗保险和医疗服务一体化管理。

第三章 我国公立医疗集团模式
探索与进展

第一节 我国公立医疗集团发展与变革

我国医院集团化最早开始于20世纪80年代,改革开放以来,我国的公立医院整合和集团化发展主要经历了萌芽、兴起、新医改前的迅速发展、新医改后的协调发展三个阶段。

一、萌芽阶段

20世纪80年代初期,我国医疗卫生行业曾以"医疗协作联合体"的形式,进行过一场卫生资源的重组,为解决城市医院看病难和住院难起到了重要作用。当时虽然卫生资源有了很大程度的发展,但是仍然不能满足人民群众日益增长的医疗需求。为此,原卫生部出台了一系列的改革措施,在以"鼓励多种形式、多渠道办医"为重点的宏观卫生政策和以打破"大锅饭"为主要内容的医院内部运行机制改革的推动下,各地开始了卫生体制改革的探索。当时的卫生政策相对来说有利于医院扩大供给,大医院开始尝试扩张,由于编制等方面的限制,大医院床位不足发展受阻,由此开始联合中小型医院,组建一些较松散的联盟。1984年7月,沈阳市中心医院联合了8家职工医院和3所卫生院,成立了全国第一个医疗协作联合体。到1984年年底,沈阳市组建了12个医疗协作联合体,包括99个单位,建立了29个分院,增加床位1322张。20世纪80年代中期,医院联合体的发展达到鼎盛时期,据统计,北京、上海、浙江等 11 个省市共建立了 984 个多种类型、多种形式的医疗协作联合体，约有 1600 多个医疗卫生单位参加了联合体。当医疗服务市场逐渐走向供求平衡，并进而发展到供大于求的时候，面对有限的市场份额，大小医院之间的关系也逐步由当初的合作伙伴演变为竞争对手；各方的利益分享逐步转变为市场分割，协作联合的基础几近全线瓦解。由于当时的改革存在较浓的政治色彩和明显的制度缺陷，从而使联合体在构建初期就存在较大的不稳定性，最终没有能够持续发展。但是，也有部分医疗协作联合体已逐渐发展成了现今的医疗集团。

二、兴起阶段

随着中国和世界逐步接轨，大型公立医院再次进入扩张时期。从 20 世纪 90 年代开始，民营医院诞生了，外资逐步进入我国医疗市场，中外合资、合作医院开始出现，使市场竞争初现端倪。在第一批医疗协作联合体沉寂了几年之后，一些大型公立医院又开始了新一轮医疗资源重组的探索与尝试，不少医院为了"做大做强"，自发形成了或紧密或松散的医疗集团(陈莉平，2005)。1996 年 12 月，南京鼓楼医院集团成立，南京市鼓楼医院是集团的核心医院，与南京口腔医院、儿童医院协作成立集团。此举标志着我国公立医院整合的正式开始。20 世纪 90 年代中后期，全国各地全面实施区域卫生规划和医疗机构改革。各地采用共建、合作、合并、调整、委托管理等方式，开始探索医疗机构的整合。

然而，由于缺乏政府的整体规划设计，这种自发组合的医院集团普遍存在一些问题，如没有理顺核心医院和成员医院的关系，集团内部工作责权利分配不明等问题，难以形成真正的规模效应，实际运作存在很多困难，医疗集团集而不团，长期往往流于形式。

三、新医改前的迅速发展阶段

2000 年 2 月，国务院办公厅转发了国家八部委颁发的《关于城镇医药卫生体制改革的指导意见》，其中有条款明确指出，"鼓励各类医疗机构合作、合并，共建医疗服务集团"。在此基础上，其他地区也相继出台了相关文件，如上海市卫生局颁发了《本市医疗机构联合重组的若干意见》《关于组建医院集团的试行办法的通知》《关于对本市企业医疗资源实行优化配置的指导意见》等文件。在这些政策推动下，医疗集团的建设迎来了一个迅速发展的阶段，全国各地的公立医院开始了被媒体称为"跑马圈地"的集团化浪潮。2000年起，北京大学第一医院组建医疗集团，由北京大学第一医院、北京市第二医院、北京市西城区厂桥医院、北京市护国寺中医院、北京市丰台区医院、密云县医院、北京市矿务局总医院组成；"北京朝阳医院集团""天坛医疗集团""宣武医院集团""友谊医院集团"以及"中关村医疗集团""复兴医院社区卫生服务集团"等相继成立；北京同仁医院、北京积水潭医院、北京安贞医院强强联合，成立首都联合医疗集团。上海第二医科大学附属新华医院、宝钢医院、崇明岛人民医院联合组建"上海新华医院集团"；南京市红十字会医院、建邺医院等10家二级医院与南京市第一人民医院组建成立医院集团；青岛市人民医院进入青岛市市立医疗集团；云南省德宏州人民医院、德宏州中医医院、德宏州紧急医疗救援中心三个成员单位联合组成德宏州医疗集团等。

四、"新医改"后的协调发展阶段

前三个阶段的医院集团化发展，主要是医院因为市场调节和当时环境影响所做的改变，主要动因都是市场调节下的大医院和中小医院之间的博弈。然而，大医院与基层医院(医疗机构)本身性质不同，其关系应该是互补而不是竞争对手。"新医改"方案出台，其中公立医院改革正好针对这些问题进行调整，体现政府引导的新趋势，从整体上对医疗资源进行梳理和整合，建立完善三级医院和基层医院的上下联动、双向转诊制度，以期实现优质资源的下沉。

"新医改"方案要求健全各类医院的功能和职责，即优化医院布局和结构，充分发挥城市医院在急危重症和疑难病症方面的诊疗、医学教育、科研、指导和培训基层卫生人员等方面的骨干作用。有条件的大医院应按照区域卫生规划要求,通过托管、重组等方式促进医疗资源合理流动。同时,要大力发展社区卫生服务,加快建设以社区卫生服务中心为主体的城市社区卫生服务网络,完善社区卫生服务功能,以维护社区居民健康为中心,提供疾病预防控制等公共卫生服务和一般常见病、多发病、慢性病的初级诊疗服务。

"新医改"方案多次指出,要"探索整合公共卫生服务资源的有效形式",建设"结构合理、分工明确、技术适宜、运转有序"的医疗服务体系。而组建医疗集团,正好有利于实现"覆盖城乡的基层医疗卫生服务网络和各类医院在内的医疗服务体系"。

"新医改"方案还指明了整合卫生资源的一系列具体模式,如"城市医院通过技术支持、人员培训等方式带动社区卫生健康持续发展","较高等级医疗服务机构负责对较低等级卫生机构的业务技术进行指导和人员培训,在基层逐步建立分级诊疗和双向转诊制度",等等。

在 16 个国家公立医院改革试点城市中,近半数提出了组建医疗集团来整合医疗资源,此外,公立医院集团化还被赋予了管办分开、多元化办医以及促使医疗资源下沉的新功能。实施新医改后,"北京朝阳医院医疗联盟"成立,该联盟包括北京朝阳医院和武警北京市总队医院两家三级医院、朝阳区第二医院和朝阳区中医院两家二级医院以及六里屯、八里庄第二、高碑店、三里屯、团结湖、十八里店和八里庄等 7 个社区卫生服务中心;北京大学附属医院组建医疗集团和契约式医疗共同体,构建辐射全国的医疗共同体服务模式;北京友谊医院分别与原崇文区第一人民医院和丰台区南苑医院签订协议,组建区域医疗共同体;上海市启动"瑞金-卢湾""新华-崇明"医疗联合体;山东省潍坊市人民医院和市中医院联合组建市医疗集团,高密、昌邑、昌乐等县市均组建了医疗集团;山东大学齐鲁医院以多种形式对基层医院进行参股重组,实现集团化发展;华中科技大学附属同济医院整体托管咸宁市中心医院;湖北省人民医院整体托管汉川市人民医院;湖北省宜城市组建了以市人民医院、中医院、妇幼保健院为主体医院、10 家乡镇卫生院为附属医院、186 个村卫生室为基础的三大医疗集团等。全国各省市地区都在根据实际情况，对组建各种形式、规模的医疗集团积极进行探索和实践，许多公立医院联合相关医疗机构共同组建医疗集团，不仅城市医疗机构进行联合，一些地区的县乡卫生机构也尝试组建县乡医疗集团。

第二节　我国公立医疗集团模式梳理

目前，全国各省市地区都在积极探索、创新和实践多种结构和模式的医疗集团。从各地实践情况来看，医疗集团的组建形式总体上概括来说，主要是指将相对统一管理体制下相类同或不同级别、相类同或不同性质、相类同或不同管理体制、相类同或不同隶属关系下的大中型医疗机构和基层医疗卫生机构进行优化整合，形成相对统一规范管理的服务模式；也可以简单地理解为是以管理、技术或者资产为纽带，以二、三级医院为龙头，联络其他医院或者基层医疗卫生机构共同构成的医疗联合体或医疗联盟。

一、横向型和纵向型医疗集团

横向型和纵向型的分类是比较常见的一种分类方法。

根据集团内部成员医疗机构的层级，医疗集团可以分为横向医疗集团和纵向医疗集团。横向型的医疗集团主要指功能、规模比较类同的医疗机构与医疗机构（医院与医院）的联合，这种联合的出发点主要是扩张市场份额、实现资源的共享和互补、发挥资源效率、达到规模经济等。纵向型的医疗集团指功能、规模各异的医疗机构（医院与基层医疗机构），按照自身不同功能和分工所进行的联合，医疗集团中可能既有大型科研型医疗机构，也有基层医疗服务机构。这种纵向型医疗集团的主要目的是资源共享、降低成本、提升基层医疗机构的服务水平、建立分级医疗等。

二、紧密型、半紧密型和松散型医疗集团

紧密型、半紧密型、松散型的分类也是一种比较常见的分类方法。

根据集团内部成员医疗机构之间的联合关系，医疗集团可以有三种组建形式：一是以所有权为基础的资产整合模式，主要是通过收购、合并医疗机构等方式，实行各成员机构人力、财力、物力高度统一的典型集团化管理，成立紧密型医疗集团；二是以整体托管为基础的资源整合模式，主要是通过签订长期托管协议，以技术、管理、服务为纽带，由实力较雄厚的医院托管实力较薄弱的医院，或由医院托管基层卫生服务机构，成立半紧密型医疗集团；三是以合作协议为基础的技术合作模式，主要是以城市实力较雄厚的公立医院帮扶实力较薄弱的公立医院或城乡基层医疗机构，成立松散型医疗集团。

三、"四个领域"医疗集团

除了以上两种常见的分类方法，我们还可以根据集团内成员医疗机构所属地域不同，将医疗集团分为"四个领域"：城区医疗机构联合、县域医疗机构联动、城市大医院与县级医院对口联结以及省域医疗机构联盟四个领域，对每个领域内部进行更细致的梳理。现结合案例，对每个领域的医疗集团模式详细描述。

(一)城区医疗机构的联合

一般是由一所公立医院，联合若干不同层级医疗机构，按照医疗集团内组成机构之间的关系，目前大致有典型集团化、医院托管、院办院管、医疗协作、联合兼并5种主要模式。

1. 典型集团化模式

主要是指通过资产或管理为纽带，由一所三级医院为核心，联合若干所二级医院、专科医院、社区卫生服务中心，组成以集团章程为共同规范的集团组织。一般在同一个法人体制下，以资产为纽带的医疗集团为紧密型医疗集团。一是在组织架构上，建立法人治理结构，设立理事会，为医疗集团决策机构，实行理事会领导下的集团院长负责制。一般同时设立医疗集团管理层和监事会，形成决策、执行和监督三权既合理分工又相互制衡的管理体系。二是在运行模式上，制定集团章程，规定理事会、管理层、医疗机构等相关各方权利义务。统筹集团内资源配置与整合，促进优质资源的纵向流动，统一集团内部医疗机构人事、分配、财务、后勤、考核评价等管理制度以及信息化建设等。

镇江市、芜湖市、马鞍山市、上海市等地进行了积极探索。

镇江市：镇江市组建了两个以三甲医院为核心的江苏康复、江滨医疗集团，分别纵向整合城区二级医院、专科医院和社区卫生服务中心。在管理体制上，建立公立医院出资人制度，市政府委托市卫生局履行出资人职责，负责建立法人治理结构以及组建理事会、监事会，制定理事会章程，实行理事会领导下的院长负责制。其中，康复医疗集团是以资产为纽带的紧密型医疗集团，独立的事业法人机构，医疗集团是集团所属单位国有资产投资、管理、运营的责任主体，集团各医院在集团统一管理下自主经营；江滨医疗集团是以技术为纽带联结的松散型医疗集团，更为注重医院之间技术互补互助以及资源共享。两大集团分别与区政府签订协议，全面托管城区社区卫生服务中心，实行一体化管理，将社区的所有权和经营权分离。同时，通过医保和分级定价等政策措施引导分级诊疗。

芜湖市：根据区域分布和医疗机构功能，整合市区医疗资源，组建了市三大医疗集团，为财政专项补助的社会公益性事业单位。成立了医疗集团管理委员会，下设办公室，代表市政府具体履行出资人职责，承担医疗集团管理委员会日常工作。实行医疗集团管理委员会领导下的院长负责制。全市取消了区医院建制，根据区域分布，将区医院和公办社区卫生服务机构整体划入相关医疗集团，实行人事统一管理、财务统一核算、资产统一配置、财政统一补贴，属于原区政府投入的经费，由市财政统一划拨至各医疗集团。

马鞍山市：整合市人民医院、妇幼保健医院、中医院、传染病医院和昭明社区卫生服务站5家市属医疗机构资源，成立了市立医疗集团。集团为独立法人，按照市政府授权，履行政府办医职能，负责市级公立医疗机构国有资产的投资、管理、运营，实行人、财、物统一的紧密型管理模式。同时，集团与市郊2所乡镇中心卫生院开展了托管试点，在中心乡(镇)卫生院所有制、人员身份和政府投资"三不变"的前提下，将中心乡(镇)卫生院的财务、人事和医疗等工作纳入集团进行统一管理。

上海市：目前建立了"瑞金-卢湾""新华-崇明""九院-黄浦"区域医疗联合体。均是由一所试点三级医院,联合若干所二级医院、社区卫生服务中心,组成以联合体章程为共同规范的紧密型非独立法人组织。成立联合体理事会,实行理事会领导下的总监负责制。联合体内各医疗机构的院长由联合体总监会相关部门共同提名,经理事会同意后按程序任命。联合体内医务人员柔性流动,财务统一管理,统一规划学科布局,统筹设置和调配床位资源,开展检验检查结果共享互认、预约诊疗、双向转诊、继续教育等院际协作服务,探索组建统一的后勤服务平台和医用物资的统一采购平台。在联合体内开展"居民签约就医"服务模式改革,探索医保打包总额预付,建立联合体内的"梯级就诊"。

2. 医院托管模式

一般主要是在机构性质不变、隶属关系不变、人员身份不变、职责不变,同时保持各级政府财政投入和相关政策不变的前提下,将医疗机构的行政、人事调配权和经营管理决策权进行委托管理。在这种模式下,可以增强托管医院的责任感和使命感,有利于建立不同层级医疗机构之间责任明确、机制灵活的双向转诊机制和相对紧密的分工协作机制。上海市、鄂州市目前进行了有效尝试。

上海市：主要代表是上海瑞金医院集团,该集团由上海交通大学医学院附属瑞金医院、瑞金医院分部(原市政医院由瑞金医院兼并)、卢湾区中心医院、闵行区中心医院、浙江台州中心医院组成。其中,核心医院对闵行区中心医院和台州中心医院实施无资产关系的合作管理。另一代表是仁济医院集团,该集团以上海交通大学医学院附属仁济医院为龙头,对嘉定区中心医院、原崇明县中心医院和长宁区同仁医院等二级医院进行托管。

鄂州市：鄂州市成立了中心医院医疗集团,以市中心医院为核心,通过托管葛店卫生院、花湖卫生院,领办飞鹅、怡亭铭、西山、大湾4所社区卫生服务中心,形成"1+6"模式医疗联合体。集团将建立分工协

69

作、基层首诊、双向转诊制度，使高水平医疗前移、下沉，让基层群众就近便享受到三级医院优质的医疗服务。同时，通过集团化运作将市中心医院人才和技术优势辐射到基层，提升基层医疗单位服务能力和管理水平，促进医疗源合理利用。

3. 院办院管模式

院办院管模式是由区域医疗中心或公立医院作为法人机构直接出资举办医疗机构，对医疗机构的人、财、物实行统一管理。目前，这种模式主要集中在城市医院举办社区卫生服务机构，在这种模式下，"上下联动、双向转诊"机制的建立具有强烈的内在动力和持久的生命力。武汉、深圳、厦门等地对此种模式进行了积极探索。

武汉市：武汉市第五医院在确保社区卫生服务中心公益性质、独立法人身份、"六位一体"职能不变的前提下，对辖区内社区卫生服务中心的人、财、物进行直接管理，履行社区卫生服务中心的办医职能。五院专门设置社区卫生服务管理办公室，下派干部到"直管"社区中心，统一规范各中心的业务管理、人事管理和财务管理等制度，并按照医疗协作体的整体需要为社区配置设备。建立医院与社区卫生机构之间相对紧密的分工协作机制。对社区进行综合绩效考核。

深圳市：所有社康中心均由医院作为法人机构举办，包括民营医院举办的42家。医院负责承担人力、技术、设备、财力等资源配置方面的支持和后盾功能，并负责所举办的社康中心的一体化、统一管理。建立了医院专家定期到社康中心服务的强制性制度，举办医院根据社康中心的需求，定期派出临床科室具有副主任医师职称以上的医师，到社康中心坐诊、业务指导、举办讲座、授课演练、检查评估等。全面推行社康中心与医院间的双向转诊制度，形成了网格化、全面覆盖的管理格局。同时加强绩效考核，对社区健康服务工作进行考核评估。

厦门市：思明湖里两区社区卫生服务中心由市第一医院、厦门大学附属中山医院、市中医院管理，三家医院设立社区卫生管理部，对所辖社区卫生服务中心实行统一管理。政府补助按照"核定任务、核定收支、绩效考核补助"的办法核定。三家大医院一体化管理的社区卫生服务机构，其财务核算及相关统计资料由所属三级医院负总责，并实施独立管理。

4. 医疗协作模式

这种模式一般以技术合作为主，通过签订合作协议，建立技术支持、人员培训、双向转诊等制度，促使医疗集团内医疗机构之间的业务协作互补、分级诊疗，医疗集团内部各医疗机构没有隶属关系，经营上独立自主各自为政。目前，大多数地区城市大医院均采用此种模式与专科医院、二级医院及基层医疗机构进行联动。

北京市："北京朝阳医院医疗联盟"是以北京朝阳医院为核心，联合武警北京市总队医院一家三级医院、朝阳区两家二级医院以及7个社区卫生服务中心。联盟内成立了由各家医疗机构领导组成的管理委员会和协调办公室，加强统一管理和协调，使联盟内各成员单位的合作更加紧密。明确了联盟内各级医院的功能定位，建立双向转诊通道，构建分级医疗格局。根据联盟内成员单位的优势技术和重点学科，由医院内专科与成员单位对应的专科结成"对子"，扶持二级医院和社区卫生服务中心，使其诊治水平不断提高。

"北京友谊医疗共同体"是以首都医科大学附属北京友谊医院为牵头单位，在现有的政策框架下，以医疗、康复、社区卫生纵向医疗合作的形式，组成功能互补、分层医疗、资源共享、互惠互利的医疗服务共同体。成员单位包括北京小汤山医院、宣武中医院、东城区第一人民医院、丰台区南苑医院、房山区第一医院、房山区妇幼保健院以及7所社区卫生服务中心。

江苏省：江苏省人民医院集团是由江苏省人民医院、江苏省妇幼卫生保健中心、江苏省省级机关医院等共同组建而成。江苏省人民医院集团各成员单位的独立法人地位不变，资产管理和财政补助渠道不变，行政隶属关系不变。集团理事会是集团的管理机构，理事长由省人民医院法定代表人担任。以省人民医院为核心，依托其技术和人才优势，以管理、技术为纽带，成员间开展多种形式的联合与合作，发挥集团优势，促进共同发展。

5. 联合兼并模式

主要是指医疗机构间的兼并、联合，医疗机构双方资产完全融合。

江苏省：苏州市于 2005 年将市第二人民医院、市第三人民医院、市第四人民医院三所市级综合医院进行合并，建立了苏州市立医院。

上海市：瑞金医院和原市政医院兼并，中山医院和纺三医院兼并。

武汉市：武汉市三医院和原武汉市关山医院合并，武汉市普爱医院和原武汉市十医院合并，武汉市协和医院兼并原武汉市神龙医院。

(二) 县域医疗机构的联动

通过推进县乡纵向技术合作或纵向一体化，提高农村卫生服务体系的整体效益，是县级医院普遍采取的与乡镇卫生院的联动和支援模式。

1. 县乡纵向一体化

通过建立医疗集团或医疗联合体，在医疗集团或联合体内的技术协作和分级医疗，提高基层医疗机构的诊疗水平，引导病人自觉向基层医疗机构分流。主要是以县级公立医院为龙头，通过开展纵向管理帮扶、技术合作、人才交流、设备支持等多种形式，与乡镇卫生院建立比较紧密的县乡纵向一体化医疗服务体系，从而形成县乡村三级联动、以县带乡、以乡促村的县域医疗服务格局。陕西、云南、山东、湖北、福建等我国大多省份都开展了县乡纵向一体化改革工作。

西安阎良区：阎良区开展县级医院与乡镇卫生院一体化管理，在保持乡镇卫生院职能不变的前提下，按照"人员编制一体化、运行管理一体化、医疗服务一体化"的原则，把区属乡镇卫生院整体纳入县级医院管理，以提高基层医疗卫生服务水平为重点，促进城乡医疗卫生服务资源共享、优势互补，让更多的群众享受到安全、有效、方便、价廉的医疗卫生服务。

湖北宜城市：组建以市人民医院、中医院、妇幼保健院为主体医院、乡镇卫生院为附属医院的三大医疗集团。由 3 家市属医院总共出资1767 万元并购全市 10 家乡镇民营卫生院，以及新建了 1 家公立乡镇卫生院，通过"院办院管"形式，组建起三大医疗集团。在此基础上对全市 186 个村卫生室进行软硬件全面提档升级，隶属于镇卫生院管理，初步形成了市、镇、村三级一体化卫生服务。医疗集团对成员单位实行统一行政管理、统一人员管理、统一业务管理、统一药械管理、统一财务管理，并建立了对口支援、双向转诊、资源共享三项制度，引导城区优质医疗资源向农村延伸。

山东高密市：以市人民医院、中医院为核心，10家卫生院为成员单位，分别组建"高康""密康"医疗集团。市卫生局受政府委托履行出资人职责，各医疗集团成立理事会，实行理事会领导下的核心医院院长负责制。医疗集团内部建立紧密的业务合作关系，组建远程会诊、人力资源、消毒供应、后勤保障、医技检验、采购配送、信息管理7大中心，实现资源共享。

2. 县乡纵向技术合作

县乡纵向技术合作一般是县级医院与乡镇卫生院通过签订合作协议，建立人员培训、技术支持、双向转诊等制度，促使县域分级诊疗。

黑龙江勃利县：建立了勃利县人民医院和勃利县中医院对口支援4家乡镇卫生院项目，援助单位选派政治素质好、业务素质高、科研能力强的业务骨干定期到受援单位坐诊、参加会诊，举办业务讲座，建立了常见病、多发病、慢性病管理协作制度和双向转诊绿色通道，促进了所援乡镇卫生院医疗质量的稳步提高。

湖北南漳县：县人民医院、县中医院与镇（区）卫生院、卫生院与卫生院之间结合发展需求，结成"友好对子"，并签订支援协议，在医疗服务、人才队伍建设、技术指导和医院管理等方面相互帮扶和交流经验，促使资源共享、双向转诊及会诊机制的建立，从而在全县形成上级带下级、县级帮基层的医疗协作机制，提升全县整体医疗服务水平。

（三）城市大医院与县级医院的对口联结

主要是在城乡医院对口支援中建立起的城市大医院与县级医院的联动和支援模式，主要以提升基层医疗水平为重点，将优质的医疗资源向基层纵向流动，使患者得到优质的医疗服务。

1. 经营托管模式

主要是在机构性质不变、隶属关系不变、人员身份不变、职责不变，同时保持各级政府财政投入和相关政策不变的前提下，将医疗机构的行政、人事调配权和经营管理决策权进行委托管理。目前，城市大医院与县级医院主要通过这种模式建立紧密型对口支援关系，浙江、山西、辽宁、贵州等地进行了有效尝试。一是签订托管帮扶协议书，明确帮扶托管期限、帮扶形式与内容、受援医院资产归属以及收入分配等双方权责内容。同时建立双向转诊协作机制。二是派驻管理团队经营管理，由支援医院派出管理专家进驻受援医院，负责受援医院的经营管理，提升受援医院管理水平。三是派出专家团队技术支持，帮扶被托管医院的专科建设和人才培养，提升被托管医院的医疗服务能力。

浙江省：温州医学院附属第一医院对文成县人民医院实行了全面托管，将文成医院建成了温州医学院附属第一医院文成院区，开创了浙南地区省属三甲医院全面托管县级医院的先河。浙江省第一医院全面托管北仑区人民医院，北仑区人民医院加挂浙医一院北仑分院，在不改变医院所有权的前提下，北仑区卫生局授予浙一医院所有的经营管理权，医院的行政隶属于浙一医院，实现医院的管办分离。浙医二院探索"重点托管"的模式，成立了由浙医二院、衢江区政府、区卫生局和衢江医院相关人员组成的"浙医二院-衢江医院合作管理委员会"，建立委员会议事制度，负责对口支援工作规划等重大决策制度的制定和日常事务管理等。

山西省：山西省人民医院与朔州市平鲁区人民医院在"产权不变，管办分离"和"五享有、五不变"的基础上协同办院，由省人民医院对平鲁区人民医院委派院长，全面经营管理。太原市中心医院对娄烦县人民医院采取整体托管，将娄烦县人民医院设为"卫星医院"，选派管理人员担任县医院院长和副院长，安排部分科室副主任任县医院相应科室主任，把三级医院的管理模式和制度整体"移植"到县医院。

四川省：四川省人民医院于2011年7月帮扶性托管了崇州市人民医院，2012年4月托管了温江区人民医院、新津县人民医院，并增挂省医院分院牌子，选派了4名同志分别担任院长职务，同时帮助人才培养和技术扶持。

中国医科大学附属第一医院医疗集团：集团分为三个层次。第一层也是最紧密层，对市县级医院成员实行托管，医大一院将在托管医院常年派驻专家和管理人员，对医院实行与医大一院同样的管理。医大一院还要选派中青年技术骨干到托管医院担任科主任，同时抽调该医院技术骨干到医大一院来进修。医疗集团的第二层，成员就是现在医大一院的"协作医院"，在现有协作的基础上，进一步改进协作关系，逐步形成一套规范的管理办法。第三层，发展医大一院的网络医院，既包括现有与医大一院协作的成员，也包括医大一院的教学医院。

贵州省：遵义医学院附属医院托管仁怀市人民医院，仁怀市人民医院加挂"遵义医学院附属医院仁怀医院"。遵医附院全面负责仁怀市人民医院的经营管理，派驻管理团队，委任医院院长，组建医院新的领导班子，并派出医疗专家进行专科建设、人员培养的全面帮扶。签订双向转诊协议，建立上下联动的协作机制。

2. 技术帮扶模式

主要是通过技术帮扶、远程会诊、信息资源共享等方式，建立大医院对县级医院及基层医疗机构联结帮扶的医疗集团。

辽宁省："盛京医疗联盟"联合了原辽中县人民医院、新民市人民医院等73家基层医院，组建了该联盟以信息网络技术为平台，全面实现了联盟医院之间的数据传递、数据中心统一配置、患者医疗资源共享，完成了联盟医院间挂号预约、医技预约、患者互转、远程会诊等功能，拓展和延伸了盛京医院优良医疗资源的服务范围，提升了联盟基层医院的管理水平和诊疗水平。

河南省："郑州大学附属郑州中心医院区域医疗联合体"以郑州大学附属郑州中心医院为牵头单位，纳入该市西部4区1县的一级、二级医院、乡镇卫生院、社区卫生服务中心等，共44家医疗机构。建立联合体理事会管理制度，通过技术和服务的协作，发挥大医院的帮扶作用，逐步提升基层医疗服务能力和水平，形成上下联动、分级诊疗机制。

江苏省：作为江苏省人民医院的对口支援单位，2012年8月，新疆伊犁州友谊医院正式加入江苏省人民医院集团，伊犁州友谊医院在集团的帮助下，完成医院信息化平台建设，实现远程医疗和教育，促使医疗技术帮扶和资源共享。

山西大医院：山西大医院将通过技术指导、人员培训、管理支持等多种形式，对孝感市人民医院、沂州市中心医院等多家医院，对管理人员进行培训，提供医疗、护理等专业人员的进修学习，定期选派专科名优专家进行巡诊，建立双方医院会诊、预约诊疗的绿色通道，以及开展新技术、新项目、建立特色科室和远程医疗、双向转诊等，积极探索上下级医院之间的合作机制。

（四）省域医疗机构的联盟

目前主要是由省级大医院牵头，以技术、服务、经营管理等要素为纽带，吸纳省内若干医疗机构组建而成的松散型医疗联合体，主要实行医疗技术的合作。

辽宁省：辽宁省人民医院医疗集团是由辽宁省人民医院牵头，以省、市、县三级共53家医院为成员组建而成的纵向医疗技术联合体。由辽宁省人民医院作为医疗集团的核心和枢纽，集团成员间进行技术协作。集团成员间卫生资源共享，成员医院间可直接开具检查申请单，优先检查，并及时反馈检查结果；建立以辽宁省人民医院为核心的双向转诊"绿色通道"，对在当地诊治有困难的病员在集团内实施优先相互转诊，对适于回成员单位诊治的病员转回成员单位治疗；建立培训基地，开展信息交流、学术交流、人才培训。

湖北省：湖北省人民医院医疗集团是由湖北省人民医院牵头，宜昌市中心医院、原襄樊市中心医院等16家三甲医院自愿联合组成的。湖北医疗集团是以管理、技术为纽带的医疗合作组织，集团成员原先独立地位不变，通过设立理事会对内部事务进行组织协调。湖北省人民医院在学科建设、人才培养、技术创新、设备利用等方面支持各成员医院，提高各成员医院医疗技术水平；集团成员之间在此基础上，采取联建、共建等形式，发展各自医院的重点学科或特色专科，积极开展新业务、新技术、新项目的交流和推广。集团内部建立双向转诊和院际会诊制度，建立绿色通道。

四川省：四川省肿瘤医疗集团是由四川省肿瘤医院、自贡市第一人民医院、宜宾市第二人民医院、广元市人民医院和攀钢（集团）职工总医院等5家国有医疗机构按照自愿联合、资源共享、优势互补、平等互利的原则，共同发起组建的跨地区、全省性的大型医疗集团。该集团将形成覆盖广泛、水平先进、服务一流的全省肿瘤医疗网络，集中人力、物力、财力对肿瘤实施联合协作攻关，从而促进全省肿瘤防治水平的整体提高。

同时，目前医疗联合体还存在股份合作模式，由大型医疗机构以投入品牌、技术、资金等形式对其他医疗机构进行参股重组，如山东大学齐鲁医院对基层医院进行参股，加挂分院牌子。

第三节　不同医疗集团分类与协同

(一)横向型和纵向型公立医疗集团

集团内部成员的不同层级关系会影响公立医疗集团协同能力。

横向型的公立医疗集团：一般是规模、性质比较类似的医院与医院之间的联合，这种医疗集团内，成员医疗机构之间的职能定位、业务范畴、专业技术水平、业务科室和行政部门设置、涉及的利益面等多方面情况差异性相对较小，他们的交流与协作比较容易，达到协同一致阻碍较小。

纵向型的公立医疗集团：一般是功能、规模不太一样的医院与基层医疗机构的联合，这种医疗集团内，成员医疗机构的职能定位、业务范畴、专业技术水平、业务科室设置、涉及的利益面等多方面差异性较大，从而给医疗机构之间的交流、协同合作带来一些阻碍，协同能力会被削弱。

(二)紧密型、半紧密型、松散型医疗集团

集团内部成员不同联合关系其紧密程度不同，会影响公立医疗集团的协同能力。

以所有权为基础的资产整合紧密型模式：在这种医疗集团中，一般实行各成员医疗机构人力、财力、物力高度统一，经济利益一体化的典型集团化管理，各成员医疗机构之间关系紧密，有利于在医疗集团内统一管理和调配运行人、财、物，实现人才流动、资源共享等。因此这种组建模式的医疗集团协同能力强。

以整体托管为基础的资源整合半紧密模式：在这种医疗集团中，实力较强的医院对实力较薄弱的医院（或者基层卫生服务机构）进行全面管理和经营，包括对资金、内部管理制度、医疗业务、资源配置、人才培养、绩效考评等进行统一管理，可促使优质人力、医疗技术、仪器设备等资源的共享，集团内部各成员医疗机构资产独立、经营独立。这种模式的医疗集团中，各成员医疗机构之间关系比较紧密，协同能力比较强。

以合作协议为基础的技术合作模式：在这种医疗集团中，实力较强的公立医院一般是通过下派业务骨干人员和接收实力较弱医院或城乡基层医疗机构的医务人员前来进修进行帮扶，在教学科研、医护技术、人员培训、双向转诊等方面根据协议进行合作。这种模式的医疗集团中，各成员医疗机构关系比较松散，协同能力比较弱。

（三）"四个领域"医疗集团

集团内部成员所属地域不同，会影响公立医疗集团的协同能力。

"四个领域"的医疗集团，是指根据集团内部成员医疗机构所属区域不同，分为城区医疗联合、县域医疗机构联动、城市大医院与县级医院对口联结，以及省域医疗机构联盟。医疗集团内部各成员空间分布关系，主要指其内部横向层级在地区分布上的结构。一般地，层级的空间分布越广、分布数量越多，组织中横向和纵向的沟通与协调就越困难，组织结构的复杂程度就越高，协同能力会被削弱。因此，省域医疗机构联盟相对其他三类来说，整体协同合作能力会薄弱一些。

第四章 我国公立医疗集团协同发展问题分析

第一节 我国公立医疗集团协同发展成效

实施新医改以后，我国公立医院集团化发展越来越受到社会的关注，全国各省市地区都在根据实际情况，对组建各种形式、规模的医疗集团(联合体、同盟等)积极探索和实践。通过集团化的改革，使集团各医疗机构成为一个共同利益体，促使集团内医疗资源的横向整合与纵向流动，既解决医疗机构之间资源配置过剩与紧缺并存的结构性失衡问题，又推动大医院与基层卫生服务机构的分级，从而缓解"看病难、看病贵"的社会矛盾。我国公立医疗集团发展取得的成效具体分析如下：

1. 有助于科学合理配置区域内有限的医疗资源

成立医疗集团，统筹规划各成员医疗机构医疗资源、合理布局集团内医疗资源，对集团内相关学科甚至是相类似的医疗机构进行整合；开展技术合作，通过优势互补解决单个医院发展的短板和瓶颈，加强成员医疗机构专科建设；资源整合方面，通过推进技术、检查设备、后勤服务等资源在集团内医疗机构之间共享，既促进集约发展，又利于群众就医。在发展各成员医疗机构学科优势和专科特色的同时，避免了公立医院的盲目扩大规模、低水平重复建设、专科医院综合化现象的发生。特别是城市医院与县级医院、乡镇卫生院的联合，由于政府对卫生事业投入相对不足，基层医疗机构在人才培养、设备添置等方面存在较大困难，通过建立医疗集团，畅通了优质卫生资源流动渠道，促进了技术、人才、设备下沉，解决了医疗资源城乡分布不均的问题，也缓解了政府财政投入压力。

2. 促进资源的交流共享，提高医疗资源的利用效率

在医疗集团这一利益共同体模式下，一方面能够促使技术、人才、床位、医疗设备等资源在各医疗机构之间的交流与共享，提高医疗资源的使用效率，医疗机构间可免去重复的设备购置和技术人员配备，减少不必要的重复建设，节省了开支；另一方面，医疗集团内的医疗机构采购药品和医用耗材通常采用集团整体采购，可降低采购成本。另外，资源的交流和共享既扩大了医疗服务的实际总供给，也推动了各机构医疗服务的同质化，促使患者在集团各级医疗机构均衡就诊，缓解医院忙闲不均的现象。

3. 提高县级医院和基层卫生服务机构服务能力，解决基层卫生服务机构面临的信任困境

将县级医院或者基层医疗机构(包括社区卫生服务机构、乡镇卫生院等)纳入医疗集团，促使集团内二级以上医院向县级医院或者基层医疗机构提供技术、人才、设备等多方面的支持，将大医院的优质资源适度下沉到县级医院或基层医疗机构，促使县级医院和基层卫生服务能力快速提升。

医院与社区医疗机构的联合，使社区医务人员业务素质和水平显著提升，社区人才力量薄弱的问题得以解决。人才输出：医院下派管理人员和业务技术骨干到社区服务坐诊，"传、帮、带、教"使社区医生业务水平得以提高，服务行为更加规范；人才引进：医院招收并结合本身人力资源统筹调剂，将高学历高素质人才输送到基层工作；人才培养：实施社区医务人员继续教育计划，医院接受社区医务人员来院进修培训；人才调配：医院对社区利用人事调配权，对各个社区人员按需调剂，促进人力资源合理流动。

在医院的帮扶下，基层医疗机构硬件设施、就医环境大幅改善，人员机构得以优化，能力显著提升，硬件和软件的提升促使患者愿意选择在基层就诊，提高了患者对基层医疗机构的满意度，逐步消除了基层医

疗机构曾经面临的信任困境。

4. 促进分级诊疗、双向转诊机制的建立和实现，有助于建立分级、有序的就医秩序

成立医疗集团后，按照区域和疾病诊治全过程，将过去各个医疗卫生机构独立、分散的运营管理形成的(信息)孤岛，转变为现代医疗服务网络，实行大病和小病分开，实现上下联动，层级就医。在医疗集团一体化的发展框架下，医院与基层医疗机构合作共赢，使得分级诊疗、双向转诊有了内动力。

许多医疗集团建立和完善了集团内部的分工协作机制，建立了业务协作网络，制定了双向转诊的具体运行流程、管理规范、考核办法；开辟了双向转诊"绿色通道"，提供连续服务，保证机构间转诊渠道畅通；同时，加强宣传，引导居民转变就医理念和就医习惯，明确社区医生对居民健康管理的责任，通过医保等政策，辅以信息技术手段，方便社区就诊患者。

5. 增强社区公共卫生职能的履行和区域内慢性病防治能力

医院与社区卫生服务机构联合，在提高社区基本医疗服务能力的基础上，推进防治结合，进一步强化社区公共卫生职能；医疗集团积极做好社区健康教育，在社区进行健康宣教；开展重大疾病普查和防控，探索实现"医院+社区"的疾病普查模式，以社区卫生服务中心为平台，社区家庭医生团队开展网格式入户宣传和调查，做到所辖社区适龄人口的全覆盖，为需要进一步接受诊断治疗的患者开通"社区—医院"绿色通道，建立高危人群随访机制，确保疾病防控效果；医院和社区还开展"慢病"协作管理，促使已确诊的"慢病"病人回社区中心就医，促进"慢病"病人管理下沉，并通过信息平台传输患者信息，方便社区责任医师团队跟踪、随访和管理，实现"社区—医院"慢病管理无缝对接。

6. 强化了公立医疗机构的公益性质，居民得到了实惠

成立医疗集团后，突破地域限制，城乡居民在县级医院、乡镇卫生院或社区卫生服务机构等基层医疗机构就诊，用基层医疗机构的收费标准和报销比例，就能享受到城市大医院专家的服务，路程近，更方便，

诊疗水平高，医疗费用大大节省，居民得到了实惠，群众看病难、看病贵的问题得到较大程度缓解。

第二节　我国公立医疗集团协同发展障碍

实施新医改后，虽然全国各省市地区陆陆续续出现了多种形式、多种规模的医疗集团，也取得了一定的成效，但目前我国公立医疗集团发展总体上来说仍处于探索和试点阶段，在此过程中也发现存在一些问题，影响了公立医疗集团的协同发展。对于我国公立医疗集团发展存在的问题具体分析如下：

1. 不同医疗机构医疗水平、人力资源、管理、服务、信息化发展、文化理念等不一致，协同一致有困难

在医疗集团中，不同地区、不同等级的医疗机构存在医疗水平、人力资源、管理水平、服务水平、经济水平发展不均衡的问题。城市三甲医院与县级医院之间，县级医院与乡镇卫生院之间，他们在业务流程、医务人员工作习惯上都存在很多差异。不同医疗机构信息系统建设水平参差不齐，标准也不统一，区域医疗信息平台建设滞后，医疗集团内信息数据的兼容、流通还存在一些障碍，真正实现区域内信息共享还比较难。因此，医疗集团内不同医疗机构的业务整合、管理统一、协同发展尚需一定时日。

每个医疗机构都有自己的发展历史和文化积淀，由于专业特色、员工构成、当地地理环境人文风俗的不同，不同医疗机构在自己的发展中形成了不同的文化特色和价值理念。因此，医疗集团内不同医疗机构之间文化理念的差异磨合不易，它需要在一段相对较长的时期内，通过集团文化建设，逐步统一思想，才能形成共同的价值观和医院发展愿景。

2. 联结松散，整体体制上难以突破，协调机制缺乏，人事、资金、资产统一运作较难

目前，公立医疗集团发展还处于实践摸索阶段，运行模式并不规范，大多属于业务合作、技术指导形式，利益联结并不紧密。许多形式

的医疗集团未形成规范的合作方式和协调机制，管理较为松散，所有权、经营权、产权、人事权等权益不明晰；大多医疗集团其内部成员单位仍具有独立法人资格，医疗集团整体体制上难以突破，机构间的功能调整和资源优化，人、财、物一体化运行和医疗资源的全面共享，都难真正实现。

3. 缺乏人事编制制度、分级财政制度、医保统筹等方面的有序连接

医疗集团内可能存在不同地区、不同等级的医疗机构，分属于不同层级的政府，集团内统一调配和管理人力资源会受到人事编制制度、人事分配政策的制约；统一调配和管理资产、资金会受到分级办医、分级财政制度的制约，沟通成本很大；集团内患者就医报销也会受到现行医保、新农合政策的制约，需要加快研究医疗集团总额预付及具体实施细则。目前，尚缺乏与医疗集团发展相适应的人事编制制度、分级财政制度以及医保、新农合结算配套支持政策，制约了医疗集团的可持续发展。

4. 医疗集团定位不明确，缺少相关的法律法规和政策保障

我国建立的是以公有制为主体的社会主义市场经济制度，医疗服务主体主要是由政府举办的公立医疗机构。在我国现行的法律法规、医疗机构执业管理条例中，缺乏对医疗集团的相关明确规定，如：定位、功能、职责、种类和形式的规定。目前医疗集团形式多样。我国大部分公立医疗集团的成立没有涉及产权的问题，成员单位之间没有资产联系，各自独立经营，主要以品牌、管理、技术等相联合。这样的医疗集团本身不是医疗机构，缺乏医疗事业管理机构，造成其社会地位和属性不太明确。由于产权制度、法人治理结构、医疗集团管理等诸多方面的法律法规制度和政策不健全，很难形成有机整体与协同合力。

另外，由于编制问题，医院普遍人员编制紧张，上级医院若派出多学科技术骨干长期帮扶下级医疗机构，会面临人员紧缺的困难，也会影响医务人员主动参与的积极性；开展医疗集团工作，还涉及医师多点执业的问题，但此项政策目前尚没有全面实施。

5. 医疗集团缺乏具体行为指导，责任主体不明确，缺乏科学合理的收益分享、风险分担机制

由于医疗集团为新生事物，国家层面尚未出台明确的政策文件对医疗集团的具体行为进行指导，各地在探索和实践医疗集团时，许多是依据医疗集团内医疗机构之间的协议规定来开展工作；有些医疗集团仅仅依靠协商方式对成员医疗机构进行管理，医疗集团本身没有设立专职管理机构和管理人员，没有实体格局，容易造成医疗集团的责、权、利不一致；卫生行政部门只是在宏观层面作政策引导，缺乏明确的责任主体，也没有明确的业务处室来管理，管理失范、个别的帮扶流于形式等问题，管理效果必然比较松散。

另外，医疗集团中各医疗机构之间存在责、权、利不清楚，容易产生各种纠纷和矛盾，也缺乏科学合理的收益分享、风险分担机制。医疗集团内医务人员多点执业在实际操作中有一些问题，若发生医疗事故后主体责任界定不明确。

第三节 我国公立医疗集团协同发展 SWOT 分析

一、我国公立医疗集团协同发展 SWOT-AHP 分析

（一）SWOT 分析法概述

SWOT 分析方法，即基于内外部竞争环境和竞争条件下的态势分析，是将与研究对象密切相关的各种主要内部的优势（strength）、劣势（weakness）和外部的机会（opportunity）、威胁（threat）等，通过调查列举出来，并依照矩阵形式排列，然后用系统分析的思想，把各种因素相互匹配起来加以分析，从中得出一系列相应的结论，而结论通常带有一定的决策性。

本研究采用 SWOT 分析，通过调研（获取的访谈资料、收集到的文件资料）和文献分析，将与公立医疗集团协同发展密切相关的各种主要内部优势因素和劣势因素、外部机会因素和威胁因素逐一罗列出来，然

后运用系统分析理论，将各种因素相互匹配起来加以分析，并提出策略。如表 4-1 所示，SO 指内部优势与外部机会的组合，是发挥内部优势、借助外部机会加快发展的策略；WO 指内部劣势和外部机会的组合，是借助外部机会，战胜内部弱点的策略；ST 指内部优势和外部威胁的组合，是发挥和利用内部优势，应对和回避外部威胁的策略；WT 指内部劣势和外部威胁的组合，是借助克服内部弱点来防范外部威胁的策略。

表 4-1　　　　　　　　SWOT 矩阵的构造与行动计划制定

影响因素	优势（strength）	劣势（weakness）
机会（opportunity）	组合一：SO 组合	组合二：WO 对策
	发挥优势，利用机会	利用机会，克服劣势
威胁（threat）	组合三：ST 对策	组合四：WT 对策
	利用优势，回避威胁	减少劣势，回避威胁

（二）本研究 SWOT 分析

本研究主要采取 AHP-SWOT 组合分析方法对目前我国公立医疗集团协同发展情况进行分析，具体分析步骤如下：

1. 确定我国公立医疗集团发展的内部环境（优势因素、劣势因素）、外部环境（机会因素、威胁因素）

采用头脑风暴、文献研究、现场调研、专家咨询等方法罗列所有相关因素，逐一分析整合，确定所有内部优势因素、内部劣势因素、外部机会因素、外部威胁因素。

1）优势因素

（1）纵向整合，提高资源利用效率。

公立医疗集团内，城市医院与县级医院、基层卫生服务机构的纵向整合，可以促使人才、技术、床位、检查设备、医疗设备等资源在医疗机构之间实现交流和共享，将城市优质医疗资源下沉到基层，提高资源利用效率。

(2)优势互补,解决单个医疗机构发展短板和瓶颈。

公立医疗集团内,不同等级、不同类型的医院相联合,在内部管理、医疗技术等方面开展合作、交流、指导,可以加强成员单位专科建设,优势互补,解决单个医疗机构发展可能遇到的短板和瓶颈问题。

(3)提高县级医院、基层医疗机构的服务能力和水平。

公立医疗集团内,二级以上医院向县级医院或基层医疗机构提供人才、技术、设备等多方面的支持与帮助,将大医院的优质资源适度下沉到县级医院或基层医疗机构,促使县级医院和基层医疗机构服务能力快速提升。

(4)提升县级医院、社区(基层)医务人员的业务素质与技术水平,利于人才队伍建设。

公立医疗集团内,医院下派业务技术骨干长期到县医院、社区服务坐诊,"传、帮、带、教"使县级医院、社区医生业务素质和技术水平提升,服务更加规范;在人才的引进、人才的培养培训等方面,医院也提供很多帮助,加强了县级医院、社区人才队伍建设。

(5)有利于解决社区卫生服务(基层卫生服务)面临的信任困境。

公立医疗集团内,在医院的帮扶下,社区卫生服务机构硬件设施、就医环境大幅改善,人员机构得以优化,能力显著提升,硬件和软件的提升促使患者愿意选择在基层就诊,提高了患者对社区卫生服务机构的满意度,逐步消除社区卫生服务机构曾经面临的信任困境。

(6)有利于双向转诊、分级医疗机制的建立。

公立医疗集团内,在医疗集团一体化的发展框架下,使分级诊疗、双向转诊有了内动力,各医疗机构间形成现代医疗服务协作网络,建立和完善了分工协作机制,制定双向转诊相关办法,开辟双向转诊"绿色通道",提供连续性服务;同时,加强宣传,引导居民转变就医理念和就医习惯。

(7)增强社区慢性病防治能力。

公立医疗集团内,医院和社区开展"慢病"协作管理,促使已确诊的"慢病"病人回社区中心就医,促进"慢病"病人管理下沉,并通过信息平台传输患者信息，方便社区责任医师团队跟踪、随访和管理，实现"社区—医院"慢病管理无缝对接。

2）劣势因素

（1）医疗集团内运营协调机制尚不健全，各单位合作不够协同。

目前，公立医院集团化发展还处于实践摸索阶段，合作方式和运行模式并不规范，内部运营协调机制也不健全，大多联结并不紧密，管理较为松散，医疗集团内成员单位之间协同合作程度不够，协同能力较低。

（2）缺乏人事编制制度、分级财政制度、医保统筹等方面的有序连接。

公立医疗集团内，统一调配和管理人力资源会受到人事编制制度的制约；统一调配和管理资产、资金会受到分级办医、分级财政制度的制约；患者就医报销也会受到现行医保、新农合政策的制约。在上述政策方面，缺乏集团内医疗机构间的有序连接政策保障，制约了集团的发展。

（3）不同层级医疗机构存在差异，服务理念、服务标准和质量、医疗水平、管理水平等不一致。

公立医疗集团内，不同地区、不同层级医疗机构存在医疗水平、人力资源、管理水平、服务水平发展不均的问题；在业务流程上、医务人员的工作习惯上也存在很多差异；不同医疗机构信息系统建设水平参差不齐，标准也不统一；不同医疗机构文化理念也不同。因此，医疗集团内不同机构的业务整合、管理统一、协同发展还存在困难。

（4）医务人员激励机制不完善。

公立医疗集团内，医院医务人员普遍业务工作繁忙，上级医院若派出多学科技术骨干长期帮扶下级医疗机构，会面临人员紧缺的问题，也会影响医务人员主动参与的积极性，缺乏完善的激励措施和保障制度，制约业务技术骨干长期帮扶可持续化发展。

（5）各医疗机构经济利益对立。

公立医疗集团内，许多成员单位仍具有独立法人资格，在经济运营上仍然保持独立,由于联合关系简单、利益联结并不够紧密,出于利益分割的考虑,可能会出现经济利益上的竞争和对立。

(6)转诊标准、程序和监督的真空。

公立医疗集团内,目前仍缺乏统一的、规范的、具体的双向转诊实施制度,关于实施双向转诊的标准、具体程序、监督措施仍是真空,对双向转诊的广泛实施也带来阻碍。

3)机会因素

(1)新医改政策的推行有利于医疗集团的整体发展。

新医改政策要求健全各类医院的功能和职责,优化医院布局和结构;有条件的大医院应按照区域卫生规划要求,通过托管、重组等方式促进医疗资源合理流动。同时,要大力发展社区卫生服务,加快建设以社区卫生服务中心为主体的城市社区卫生服务网络。新医改政策还多次指出,要"探索整合公共卫生服务资源的有效形式",建设"结构合理、分工明确、技术适宜、运转有序"的医疗服务体系。而组建不同形式的医疗集团,正好有利于实现新医改政策的这些要求。新医改政策的推行为公立医疗集团的组建提供了很好的平台和契机,为公立医疗集团的整体发展提供了非常好的政策环境和机会。

(2)区域卫生规划,促进资源进一步合理配置。

原卫生部要求做好区域卫生规划和医疗机构设置规划的文件指出,"要统筹各方资源,科学规划卫生资源的总量、结构和布局";"引导卫生资源向公共卫生和基层倾斜,向薄弱区域和薄弱领域倾斜,增强医疗卫生服务体系的综合服务能力";"鼓励有条件的地区通过合作、托管、重组等方式,促进医疗资源合理配置"。组建医疗集团,正好有利于实现区域卫生规划,促进资源合理配置,畅通优质卫生资源流动渠道,促进技术、人才、设备下沉到基层,解决医疗资源分布不均的问题。区域卫生规划的相关政策为公立医疗集团的组建提供了很好的平台和契机,也为公立医疗集团的发展提供了非常好的政策环境和机会。

(3)患者消费观念转变提供发展良机。

随着我国社会、经济的发展,居民收入水平的提高,消费者的消费观念也在发生着变化。20 世纪 80 年代初期，居民消费结构主要以吃、穿等基本生存需求为主，而现在，居民消费重点转向人力资本投资的教育、文化、卫生、保健等方面。随着医疗制度、保险制度的改革，人们对医疗卫生服务的需求得到释放，用于医疗的消费也随之增加。目前，在医疗消费方面，越来越多的患者观念正在转变，由之前的比较盲目的消费观念转向现在的趋于合理的医疗消费。以前，一些患者一有小病就到大医院去治疗，造成资源的浪费，而现在，消费者正逐渐接受和认可基层卫生服务机构，"小病进社区，大病进医院"，这种医疗消费观念的转变，为医疗集团的发展提供了良机，医院+社区（基层卫生服务机构）模式的医疗集团有了很好的发展空间。

4）威胁因素

（1）国家层面尚未出台明确政策文件，缺少医疗集团（医联体）的法律法规和具体政策保障。

目前，国家层面，在我国现行的法律法规、医疗机构执业管理条例中，缺乏对医疗集团的相关明确规定（如定位、功能、职责、种类、形式等）；对于医疗集团内成员单位的产权制度、法人治理结构、医院管理等诸多方面的法律法规、政策、保障制度不健全；对于人事编制问题和医师多点执业问题缺乏具体的政策指导。

（2）尚未形成利益与风险的共同体（责任主体不明确）。

由于医疗集团为新生事物，国家层面尚未出台明确的政策文件对医疗集团的具体行为进行指导，目前主要是依据医疗机构之间的协议规定来开展工作，卫生行政部门只是在宏观层面作政策引导，缺乏明确的责任主体，也没有明确的业务处室来管理；另外，医疗集团中各医疗机构之间存在责、权、利不清楚，容易产生各种纠纷和矛盾，也缺乏科学合理的收益分享、风险分担机制。

（3）鼓励多元化办医格局，尤其是区域性医疗集团的发展，可能使医疗集团之间、机构之间竞争加剧。

目前，新医改政策鼓励社会资本办医，形成多元化办医格局，引入社会资本等新鲜血液后，特别是一些实力雄厚的民营医疗集团、国外医疗集团进入我国医疗市场，或者是民营资本加入组建区域性大规模医疗集团，可能会对公立医疗集团的发展带来一定的影响和压力，医疗市场竞争加剧。

(4)不同医疗机构体制归属不一致，监管存在障碍。

医疗集团中可能存在不同地域、不同层级的医疗机构，如城市公立医院、县级医院和乡镇卫生院，其分别属于不同层级政府管理，对这样的医疗集团进行监管可能存在监管主体不明确等障碍。

(5)百姓依从度尚不可知，定向转诊与病人自主选择有偏差。

目前，医疗集团还属于新生事物，老百姓对其接受度、认可度、依从度尚不可知，尽管组建医疗集团，在医疗集团内实现双向转诊的政策目标是医患双赢，但出于对二级医院或者基层卫生服务机构的不信任，一些患者还是会对转诊十分抵触，坚持自主选择继续在三级医院就诊。

(6)可能会导致无序就医。

目前，全国各地医疗集团形式多样，有的医院通过与其他地区、其他等级的医疗机构进行联合、组建医疗集团，扩大了其本身的医疗市场、扩大了其知名度和影响力，或者"强强联手"组建"航空母舰"，吸引了更多其他地区的患者，或者是农村患者不远万里慕名前来医院就医，这在一定程度上反而会导致无序就医的形成。

2. 专家评分

约请专家对确定的每个环境要素目前现状进行评分，对优势与机会在[1，10]区间内进行打分，对劣势和威胁在[-1，-10]区间内进行打分。优势和机会的得分绝对值越高表示越好，正面影响越大；劣势和威胁的得分绝对值越高表示越差，负面影响越大。最终根据各专家的分值平均得出各个因素的得分。各个因素的平均得分如表4-2所示。专家组成员由医疗机构管理实践专家和医疗机构管理理论研究专家共同组成，共12名专家，包括：医疗集团内成员医院的负责人、卫生行政部门医疗机构管理相关处室工作人员以及从事卫生事业管理研究、对医疗集团比较熟悉的高等院校教师等。

表 4-2　　　　　我国公立医疗集团发展影响因素专家评分结果

项目		代码	影响因素	平均得分
内部条件	S（优势）	S1	1. 纵向整合，有利于提高效率和效益	7.76
		S2	2. 优势互补，解决单个医疗机构发展短板和瓶颈	7.52
		S3	3. 提高县级医院、基层医疗机构的服务能力和水平	8.28
		S4	4. 提升县级医院、社区(基层)医务人员的业务素质与技术水平，利于人才队伍建设	7.87
		S5	5. 有利于解决社区卫生服务(基层卫生服务)面临的信任困境	6.79
		S6	6. 有利于双向转诊、分级医疗机制的建立	7.72
		S7	7. 增强了慢性病防治能力	5.81
	W（劣势）	W1	1. 医疗集团(医联体)内运营协调机制尚不健全，各单位合作不够协同	-8.18
		W2	2. 缺乏人事编制制度、分级财政制度、医保统筹等方面的有序连接	-7.52
		W3	3. 不同层级医疗机构存在差异，服务理念、服务标准和质量、医疗水平、管理水平等不一致	-7.78
		W4	4. 医务人员激励机制不完善	-6.95
		W5	5. 各医疗机构经济利益对立	-7.71
		W6	6. 转诊标准、程序和监督的真空	-7.13
外部环境	O（机会）	O1	1. 新医改政策的推行有利于医疗集团(医联体)的整体发展	7.09
		O2	2. 区域卫生规划，促进资源进一步合理配置	7.52
		O3	3. 患者消费观念转变提供发展良机	6.44
	T（威胁）	T1	1. 国家层面尚未出台明确政策文件，缺少医疗集团(医联体)的法律法规和具体政策保障	-7.59
		T2	2. 尚未形成利益与风险的共同体(责任主体不明确)	-8.18
		T3	3. 鼓励多元化办医格局，尤其是区域性医疗集团(医联体)的发展，医联体之间、机构之间竞争加剧	-7.61
		T4	4. 不同医疗机构体制归属不一致，监管存在障碍	-6.53
		T5	5. 百姓依从度尚不可知，定向转诊与病人自主选择有偏差	-5.96
		T6	6. 可能会导致无序就医	-5.55

3. 通过 AHP 方法计算权重

由于各个因素对研究对象的影响程度不同，因此，根据其影响程度，确定其相应的权重。本研究采用层次分析（AHP）法来计算各因素的权重。

层次分析（analytic hierarchy process，AHP）法是由美国科学家T. L. Saaty 于 20 世纪 70 年代提出的一种定性分析与定量分析相结合的系统分析方法。AHP 法运用系统工程的原理，将研究问题（总体目标）分解，建立递阶层次结构；构造两两比较判断矩阵；由判断矩阵计算各元素的相对权重；并计算各层元素的组合权重；以最下层作为衡量目标达到程度的评价指标；计算出一个综合评分指数，对评价对象的总评价目标进行评价，依其大小来确定评价对象的优劣。该方法能够使复杂的问题系统化、数学化和模型化，将以人的主观判断为主的定性分析定量化，将各种判断要素之间的差异数值化，帮助人们保持思维过程的一致性，是目前被广泛应用的一种综合评价方法。

本研究 SWOT 分析仅有 2 层，层次结构简单。在构建判断矩阵的时候，对同一等级（如优势 S1、S2）的要素以上一级的要素为准则进行两两比较，根据比率标度法确定其相对重要程度。工具上采用最快捷的Excel 编写运算程序来完成计算。（层次分析法的具体步骤和计算方法略）

表 4-3 表示由 12 位专家调查得到的优势（S）的权重，以这些权重的平均值作为优势（S）评价的最终权重。这里仅列出优势（S）的专家权重评价，一致性检验 C. R. 都小于 0.1，可认为判断矩阵具有满意的一致性。劣势（W）、机会（O）和威胁（T）的专家权重评价结果就不一一在这里列出了。

4. 计算各因素的加权得分和各层面的总分值

分值与权重相乘求得各因素的加权分数，将所有因素的加权分数相加，得到总分值。优势（S）、劣势（W）、机会（O）、威胁（T）各层面的因素权重及加权得分情况如表 4-4、表 4-5、表 4-6、表 4-7 所示。

表 4-3   优势（S）专家权重评价及随机一致性比率一览表

专家	S1	S2	S3	S4	S5	S6	S7	C. R.
专家 1	0. 2109	0. 3310	0. 1307	0. 0791	0. 0532	0. 1419	0. 0532	0. 0898
专家 2	0. 1050	0. 0640	0. 1752	0. 3046	0. 1857	0. 1050	0. 0604	0. 0082
专家 3	0. 0507	0. 1333	0. 2278	0. 2278	0. 0507	0. 0818	0. 2278	0. 0060
专家 4	0. 1429	0. 1429	0. 1429	0. 1429	0. 1429	0. 1429	0. 1429	0. 0000
专家 5	0. 1572	0. 2642	0. 1379	0. 0588	0. 0588	0. 2642	0. 0588	0. 0035
专家 6	0. 0452	0. 0660	0. 2303	0. 3405	0. 1469	0. 1469	0. 0243	0. 0277
专家 7	0. 1794	0. 0712	0. 2820	0. 2820	0. 0431	0. 0712	0. 0712	0. 0082
专家 8	0. 2761	0. 1565	0. 1565	0. 1565	0. 1565	0. 0586	0. 0395	0. 0061
专家 9	0. 2290	0. 1193	0. 1193	0. 1193	0. 1193	0. 2290	0. 0648	0. 0017
专家 10	0. 2500	0. 1438	0. 2500	0. 1438	0. 0813	0. 0813	0. 0496	0. 0058
专家 11	0. 0883	0. 0529	0. 2827	0. 1626	0. 1626	0. 1626	0. 0883	0. 0046
专家 12	0. 2831	0. 1821	0. 1159	0. 0768	0. 0381	0. 2778	0. 0260	0. 0218
合计	0. 1682	0. 1439	0. 1876	0. 1746	0. 1033	0. 1469	0. 0756	—

表 4-4   优势（S）各层面的因素权重及加权得分

优势因素	得分	权重	加权得分
S1	7. 76	0. 1682	1. 305
S2	7. 52	0. 1439	1. 082
S3	8. 28	0. 1876	1. 553
S4	7. 87	0. 1746	1. 374
S5	6. 79	0. 1033	0. 701
S6	7. 72	0. 1469	1. 134
S7	5. 81	0. 0756	0. 439
加权合计	—	—	7. 590

表4-5   劣势(W)各层面的因素权重及加权得分

优势因素	得分	权重	加权得分
W1	−8.18	0.2158	−1.765
W2	−7.52	0.1635	−1.230
W3	−7.78	0.1777	−1.383
W4	−6.95	0.1293	−0.899
W5	−7.71	0.1801	−1.389
W6	−7.13	0.1335	−0.952
加权合计	—	—	−5.276

表4-6   机会(O)各层面的因素权重及加权得分

优势因素	得分	权重	加权得分
O1	7.09	0.3444	2.442
O2	7.52	0.4080	3.068
O3	6.44	0.2477	1.595
加权合计	—	—	7.104

表4-7   威胁(T)各层面的因素权重及加权得分

优势因素	得分	权重	加权得分
T1	−7.59	0.2018	−1.532
T2	−8.18	0.2547	−2.083
T3	−7.61	0.2021	−1.538
T4	−6.53	0.1370	−0.895
T5	−5.96	0.1043	−0.621
T6	−5.55	0.1000	−0.555
加权合计	—	—	−6.048

5. 根据不同条件的总分值,判断我国公立医疗集团发展的内部条

件和外部环境的组合情况

为了使 SWOT 分析结果更为形象,绘制 SWOT 综合分析图(图 4-1)。根据前文对我国公立医疗集团发展的内部、外部因素的分析,我国公立医疗集团优势因素得分为 7.590,劣势因素得分为 5.276 分,机会因素得分为 7.104 分,威胁因素得分为 6.048 分,将结果在 SWOT 综合分析图上定位,坐标落在第一象限,说明目前的总体形式为优势因素(S)占优、机会因素(O)占优,属于内部环境和外部环境较好的阶段,主要采用 SO 策略。

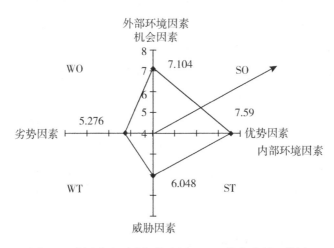

图 4-1 我国公立医疗机构发展 SWOT 综合分析四维图

(1)SO 策略主要为发挥优势,利用机会。

新医改政策要求:健全各类医院的功能和职责,优化医院布局和机构;有条件的大医院应按照区域卫生规划要求,通过托管、重组等方式促进医疗资源合理流动;加快建设以社区卫生服务中心为主体的城市社区卫生服务网络;探索整合公共卫生服务资源的有效形式,建设结构合理、分工明确、技术适宜、运转有序的医疗服务体系等。原卫生部关于区域卫生规划和医疗机构设置规划的文件指出:要统筹各方资源,科学规划卫生资源的总量、结构和布局;引导卫生资源向公共卫生和基层倾斜，向薄弱区域和薄弱领域倾斜，增强医疗卫生服务体系的综合服务能力；鼓励有条件的地区通过合作、托管、重组等方式，促进医疗资源合理配置等。

组建公立医疗集团，顺应了新医改政策和区域卫生规划文件的要求，是实现政策目标的一个有效途径，是十分值得探索和实践的。而新医改政策、区域卫生规划政策的全面实施和推广，对医疗集团的组建和发展来说也是十分有利的契机，为公立医疗集团的组建提供了很好的政策支持和平台，为公立医疗集团的发展提供了很好的政策环境和机会。另外，随着我国社会及经济的发展，居民对医疗卫生服务的需求得到释放，医疗消费观念正在转变，这些都为公立医疗集团的协同发展提供了良机。因此，各地区应该抓住新医改大环境，结合区域卫生规划政策导向和区域卫生资源整体布局，根据当地卫生资源配置和医疗机构发展的实际情况，采取各种适宜的模式和方法，组建公立医疗集团；各公立医疗集团应继续发挥其优势和作用，通过横向联结与纵向整合，促使人才、技术、医疗设备等优质医疗资源的协同交流与共享，提高医疗资源的利用效率，促进优势互补、取长补短，形成公立医院之间、公立医院与基层医疗机构之间有效的协同合作机制，推动医疗资源的有机结合，实现分级医疗、双向转诊，优化医疗资源结构布局，提升基层医疗服务能力，实现医疗集团的协同健康发展。

通过前文分析我们还可得到，威胁因素(T)的得分也比较高，说明目前威胁因素对公立医疗集团发展的影响也比较大。因此，在采用 SO 策略的同时，我们还要考虑采用 ST 策略。

(2)ST 策略主要为利用优势、回避威胁。

由于目前国家层面还未出台明确的关于公立医疗集团的政策文件，与医疗集团相关的法律法规和具体政策保障措施也存在缺失，对公立医疗集团责任主体认定不明确，这些都会制约公立医疗集团发展，长远来看，容易使公立医疗集团内部各成员机构之间产生责、权、利不清楚的问题，也容易产生各种矛盾和纠纷，从而影响到整个医疗集团的协同健康发展。因此，在国家层面政策出台之前，公立医疗集团内部应制定完善的制度，明确集团内各成员单位的责、权、利，制定科学合理的收益分享、风险分担机制，制定集团内各成员机构间分工和协同合作机制，以及具体的实施办法，从而约束和聚拢各成员单位使其形成协同合力，推动医疗集团协同发展。

新医改政策鼓励社会资本办医、形成多元化办医格局，一些实力雄厚的民营医疗集团或者国外医疗集团进入国内市场，或者民营资本注入大型医疗集团后，很有可能给现行的公立医疗集团发展带来影响和压力，竞争加剧。因此，公立医疗集团应该更加注重自身的发展，加强自身实力，注重集团内资源配置的合理性和资源使用效率，提高集团内的医疗服务水平和能力。由于医疗集团的特殊性，它是由不同医疗机构组成的一个医疗联合体，因此，集团内部各成员医疗机构是否在各方面紧密团结、协同合作，对于公立医疗集团的发展来说是很关键的。医疗集团内部各成员医疗机构之间应加强各方面的协同性，提升集团内部整体协同能力，才能创造更大的协同效应，更具有竞争力。

由于公立医疗集团内成员机构可能出于不同地区、不同层级，其分别属于不同地区、不同层级的政府管理，对整个集团进行监管主体并不明确。为了避免出现这样的问题，公立医疗集团应该首先做好内部自我监管，保证各成员医疗机构运营规范，保证医疗服务的安全性和质量。

公立医疗集团还应该积极对居民进行基层首诊、双向转诊、分级医疗的宣传和动员，帮助其树立基层首诊、双向转诊、分级医疗的科学就医观念，减少定向转诊与帮人自主选择的偏差。同时，切实加强对集团内基层医疗服务机构的硬件和软件的建设和帮助，提高基层医务人员的技术水平和规范性，提高基层的卫生服务能力，增强基层医疗服务机构与医院的协同合作能力，加强居民对基层医疗机构的满意度和信任，吸引居民有序就医。

二、以医疗集团为载体协同推进分级诊疗的 SWOT 分析

2017 年 4 月，国务院办公厅印发《关于推进医疗联合体建设和发展的指导意见》指出：建立医联体不是改革的最终目标，而是要通过医联

体建设，实现医疗机构功能的定位归位，促进优质医疗资源联动，提升基层医疗服务能力，完善分工协作机制，推动分级诊疗制度实现。构建分级诊疗制度是重构我国医疗卫生服务体系，提升服务效率的根本策略，是"十三五"期间深化医药卫生体制改革的重中之重；以医联体为载体推进分级诊疗的发展成为医改的关键点。

（一）以医联体为载体推进分级诊疗 SWOT 分析

1. 优势因素分析（S）

（1）重构我国医疗卫生服务体系，提升医疗服务效率，为分级诊疗创造有利载体。通过多种形式因地制宜建设符合区域经济发展水平和群众医疗需求的医疗联合体，医联体中既有大型医院也有基层医疗机构，为分级诊疗制度的落实创造有利载体，使各级各类医疗机构能更好地分工协作，优势互补，逐步形成一体化整合医疗服务模式，提升医疗服务整体效率。

（2）医联体协同管理，促进机构功能的定位归位和分工协作，推动分级诊疗的落实。医联体根据自身联合的模式和特点，对内部技术、人才、信息、流程等要素进行协同管理以及分工协作，能使基层医疗机构更好地发挥常见病、多发病守门人职责，大医院主要负责急难重症患者的救治，逐级分诊，最终实现"小病在基层，大病进医院，康复回基层"的分级诊疗制度。

（3）优化医疗资源配置，改善医疗服务公平性，提高分级诊疗连续性。城市医疗集团和县域医共体通过构建以病人为核心的医疗、康复和护理等一体化的医疗服务链条，纵向整合区域内医疗资源，并引导病人在此医疗服务链条上合理有序流动，提升医联体内服务的连续性，促进有序就医。专科联盟和远程医疗协作横向整合医疗资源以实现资源共享，提升专科重大疾病救治能力，增强偏远及欠发达地区医疗服务可及性，改善医疗服务公平性。通过"保基层"和"构链条"的双管齐下，使分级诊疗能更加顺畅地推进。

（4）医联体内部帮扶，提升基层服务能力，促进医联体基层首诊。在医联体模式下，起引领作用的大医院不仅要实现自身的发展，还需兼顾整个医联体的发展，因此大医院需采取多种措施帮助基层医疗机构提升医疗技术水平和服务能力，增强群众对基层医疗机构的信任和基层首诊信心。医联体内基层首诊还可以实行一定的报销优惠，以经济杠杆调动群众基层首诊积极性；上级医院预留基层预约转诊号，消除患者基层首诊的后顾之忧，让群众自愿自觉基层首诊，参与分级诊疗。

(5)促进信息沟通，畅通双向转诊渠道。医联体内部可以通过居民健康电子档案的信息共享、一体化的医疗信息平台，建立各项医疗信息共享绿色通道等方式，最大化地增强医联体内部各级医疗机构的信息沟通，节约医疗成本，提高医疗效率，节省患者医疗费用，增强居民对双向转诊的信心，减少转诊阻力，畅通双向转诊渠道。

(6)医联体内通过上下联动落实分级诊疗，有望实现共享共赢。医联体内三级医院对基层医疗服务机构以及偏远或欠发达地区医疗机构进行技术帮扶和对口支援，增强基层服务能力，基层医疗机构在管理、技术、人才等方面的水平得以全方位提升。而基层医疗机构则为大医院提供稳定的患者来源，也使大医院能够集中精力救治急重症及疑难病症患者，实现各级医疗机构的功能定位，发挥医疗资源的最大效用，达到分级诊疗的目的，节省患者医疗费用，实现医联体内有利于促进基层首诊，构建合理有序的就医格局，从而推动分级诊疗的落实。

2. 劣势因素分析(W)

(1)医联体内可能出现大医院"虹吸"现象，上转容易下转难。目前医疗体制下公立医院大多自负盈亏，医院希望通过吸收患者谋求自身收入，很多大医院加入医联体的初衷是通过医联体吸收基层患者，医院缺乏下转患者的动力，由于目前医保报销比例差别不明显，患者也缺乏下转的意愿，加上缺乏合理有效的转诊机制，由基层转诊到大医院的患者大多停留在大医院直至治愈，"康复回基层"仍难以落实。

(2)医联体内一些基层医疗机构尚存在服务能力不足，难以承担起分级诊疗的重任。优质医疗资源主要集中在大医院，一些基层医疗机构设备和环境相对简陋；基层药品种类不足，不能完全满足居民需求；基层医疗机构的工作环境、薪酬福利、发展空间都不如大医院，对优质卫生人才没有足够的吸引力，卫生人事制度改革不到位，很难留住人才；医师多点执业又尚未落实到位；多种情况导致基层医疗机构服务能力较弱，短时间内难以承担起医联体分级诊疗的重任。

（3）医联体内部利益协调一致尚存困难，同心同力推进分级诊疗仍有障碍。在目前的医疗体制下，大医院和基层医疗机构是独立的经济体，存在一定的利益对立。公立医院自负盈亏，医疗业务收入是其生存发展的基础，而患者又是医疗收入的来源，大医院希望通过医联体吸纳基层患者，增加收入。基层医疗机构则希望通过医联体内的技术帮扶，提升自身实力和知名度，以期留住病患。如此一来，大医院和基层医疗机构之间就形成了利益冲突，患者成为双方竞争对象，阻碍双向转诊的落实，背离了通过构建医联体推进分级诊疗的初衷。

（4）医联体缺乏配套的考核机制和有效的激励约束机制，分级诊疗动力不足。医联体内部各级医疗机构对于人力资源管理和绩效考核等多是独自进行的，考核重点受各自利益驱动，缺乏配套的以医联体整体发展和分级诊疗整体效益为导向的考核体系。目前大部分医联体都是受行政命令以技术帮扶和业务联合而成的较松散形式，缺乏明确有效的医联体整体激励和约束机制；专家下基层多因行政指派，处于被动状态，优质资源下沉缺乏动力。医联体内各级医疗机构难以真正凝聚在一起为分级诊疗的更好发展而努力。

（5）医联体内信息联通机制尚不健全，分级诊疗效率低下。一些医联体内检验互认机制欠缺，容易造成不必要的重复检查，浪费医疗资源，增加医疗成本，加重患者负担。一些医联体内部信息共享平台不够完善，各级医疗机构信息系统尚未有统一有效的联通渠道，患者转诊时的就诊信息记录不能相互调阅，导致转诊信息渠道不畅通，降低双向转诊效率。

3. 机会因素分析（O）

（1）政策支持，保障医联体分级诊疗落实。国务院办公厅关于推进医疗联合体建设和发展的指导意见提出要进一步落实政府办医主体责任、进一步发挥医保经济杠杆作用、完善人员保障和激励机制、建立与医联体相适应的绩效考核机制等保障政策，从政策层面、政府责任、财务制度、人才机制、考核机制等方面全方位保障医联体分级诊疗的推行。

（2）居民就医习惯的转变，为医联体推进分级诊疗提供契机。分级诊疗制度推行多年，基层医疗机构的医疗环境、设备、技术、服务能力都有一定程度的提升，加之多渠道宣传提升了居民对医联体和分级诊疗制度的了解，居民对医联体内有序就医习惯正在逐渐培养中，为医联体推进分级诊疗发展提供了契机。

（3）成功医联体的构建经验，给医联体分级诊疗发展提供借鉴。目前，我国探索的医联体有多种模式：以深圳罗湖医疗集团、江苏镇江康复医疗集团为代表的医疗联合体，以安徽天长为代表的医疗共同体、以北京儿童医院医联体为代表的专科联盟和以中日友好医院为代表的远程医疗协作网络。这些医联体探索的成功经验，有效促进了当地分级诊疗的发展，为其他地区发展医联体提供了参考样本，使医联体推进分级诊疗道路也有章可循。

（4）配套医保措施逐步完善，可更好地保障医联体分级诊疗的发展。新医改强调要在纵向医联体内实行医保总额付费等多种付费方式，明确发挥医保经济杠杆和谈判作用，推动支付方式改革，实施基于医联体分工协作的医保总额打包定额付费，推动医保从"保疾病"向"保健康"转变。各级医疗机构的医保差额比例报销制度也在进一步探索，配套医保报销措施的逐步完善为医联体推进分级诊疗制度提供了更有力的保障。

（5）"互联网+"的医疗联合方式为医联体内部整合和业务协同提供渠道。互联网的快速发展使医疗信息化成为可能，"互联网+"为医疗信息的贯通提供便捷渠道，打造上下贯通、易于调配、安全有序的医疗信息共享平台能促进医联体内各级医疗机构间的相互沟通，加强业务协作和内部整合，有效提高双向转诊的效率，推进分级诊疗的发展。

4. 威胁因素分析（T）

（1）相关法律尚不健全，阻碍医联体分级诊疗发展。转诊标准不明确、可操作性不强、信息不对称等缺陷容易导致医疗纠纷的出现，而医联体内的责任划分不明确，目前尚未有针对解决医联体内部医疗纠纷和权责利划分的相关法律法规，当医疗纠纷出现时，各级医疗机构的责任认定困难，纠纷不易解决，没有法律法规的规范容易造成医联体管理上的混乱，不利于有序就医格局的构建，制约分级诊疗的发展。

（2）患者对基层医疗机构信任不够，无序就医现象仍然存在。由于此前我国的优质医疗资源大部分长期分布在大城市的大医院，相当一部分基层医疗机构及偏远、欠发达地区的医疗资源长期欠缺，无论是医疗环境、医疗设备、医疗技术都与大医院相距甚远，不能满足居民日常医疗需要，长期以来形成了基层医疗机构医疗技术低下、服务质量不高的刻板印象，导致患者对基层医疗机构医疗水平的怀疑及不信任，不少居民仍然习惯首诊到大医院，对分级诊疗而言是个挑战。

（3）医改政策引导仍不足，配套保障措施进展缓慢。缺乏具体的切实可行的"双向转诊"政策引导，缺乏合理的引导患者进行分级诊疗的利益调动措施，特别是与医联体分级诊疗发展相适应的医保政策、药物政策等。比如不同级别医疗机构服务价格的差距不明显、医保报销比例差额不突出、转到社区的基本药物下不来等原因，导致患者宁愿多花不多的钱直接到上级医疗机构就诊，或拒绝向下转诊。医联体内上下不通畅，对分级诊疗发展产生不利影响。

（4）监督约束机制不健全，难以规范医联体分级诊疗的发展。我国目前医联体推进分级诊疗处于探索阶段，多数医联体实行自我管理、自我约束、自我监督，缺乏国家及社会对医联体的外部监督约束机制，医联体的走向受国家政策引导和医联体内部各级医疗机构自身利益的驱动，然而光靠利益驱使和引导还远远不够，没有明确系统的外部监督和约束，医联体发展容易偏离方向，而外部监督能够及时发现问题并对盲目追逐自身利益的医疗机构有震慑作用，保证医联体能起到推进分级诊疗的作用。

（二）建议

1. 完善转诊机制和分工协同机制，促进医联体内同质化服务首先，在医联体内部建立明确、可操作性强的转诊标准，并建立具体可行的执行制度，明确各级医疗机构的责任职责和转诊操作规范，明确各单位分工协同机制，同时建立相应的奖惩措施并严格执行，将患者满意度纳入转诊有效性的考核项目，并且适当调整医保报销比例，建立下转补偿机制，缓解"上转容易，下转难"的现状。

再次，进一步完善基本药物制度，保持医联体内大医院与基层用药的连贯性，通过诊疗规范建设，实现区域诊疗同质化，积极引入第三方资本建设医疗检查检验中心，承担医联体内各级医疗机构的医疗检验检查，实现医联体内各级医疗机构医药、诊疗、检查的同质化，消除居民的后顾之忧，引导居民主动、自愿、自觉地参与分级诊疗，从患者、医疗机构、配套制度三个角度更全面地保证转诊的高效有序进行，缓和医联体分级诊疗中转诊机制不健全、各级医疗机构转诊无据可依、争抢患者等内部矛盾，促使有序转诊落到实处，逐步形成有序就医格局，达到通过构建医联体推动分级诊疗发展的目的。

2. 加快推进卫生人事制度改革，持续提高基层医疗机构服务能力

加快推进卫生人事制度改革，建立以医联体整体发展为导向的科学合理的人才、绩效考核机制和激励约束机制，并要求各级医疗机构定期反馈执行情况和效果，同时不定期进行抽查，并根据实际情况适度调整，从而保证这些制度的科学性、可操作性和高效性，引导医联体内人员在各级医疗机构合理有序的柔性流动和医疗人才素质的整体提高。

加紧落实对医联体内基层医疗机构的技术帮扶、优质医疗资源下沉，并通过科学有效的基层人才定期培训、进修学习、学历教育等保证基层卫生服务能力的可持续性提升；通过改善基层医疗机构医务人员的工作环境、薪资福利、发展空间、社会地位等留住基层人才，保证高水平高素质的基层医务人员能更稳定、长期地留在基层，并以此提升居民对基层医疗机构的信任和信息，积极参与分级诊疗，提高基层首诊率。

3. 协调医联体分级诊疗发展内部利益，进一步加强内部信息联通

加快紧密型医联体建设，明确各级医疗机构的功能职责，实现医联体内部的统一管理、上下联动、协同发展。积极探索医联体内按总额预

付、按病种预付、按服务单元付费等多种医疗支付方式的更好结合，通过支付方式改革，实现医联体内各级医疗机构利益追求的趋同性，从利益角度引导医联体内部各级医疗机构向同一个方向和目标努力，增强医联体内各级医疗机构的凝聚力和整体意识，有分工更要协同，在医联体内各司其职，变被动为主动，从原来的行政命令式参与转变成为谋求自身和整体利益而主动式融入，真正成为医联体的一部分，更积极主动地参与到分级诊疗中去。

另外，加强医联体内信息联通机制的建设，通过完善检验结果互认机制、加快居民健康电子档案的建立、建立健全安全高效的医联体内医疗信息共享平台、完善病人电子档案的调阅功能等，建设畅通双向转诊渠道，提高转诊效率，保证上下联通。信息联通是双向转诊的一大前提，没有信息的互通，各级医疗机构医务人员无法全面了解转来的患者情况，容易对患者病情产生误判，耽误患者的治疗，加剧医患矛盾，降低患者对转诊的信任和参与分级诊疗的积极性。因此，建立合理高效的信息联通机制尤为重要。

4. 建立健全医联体法律法规，完善医联体外部监督约束机制

完善医联体内各级医疗机构的责任认定机制，并以此为依据制定针对医联体分级诊疗的具体法律法规、规章制度，明确各级医疗机构的责任职责、诊疗规范、转诊依据，使医联体分级诊疗发展有法可依、有章可循、责任明确、分工合理，保障有序就医格局的构建，实现分级诊疗的目标。

同时，建立健全对医联体分级诊疗的监督约束机制，通过政府、社会、患者等多途径进行外部监督，将首诊率、患者满意度、转诊率、医疗成本等指标列入监督考核标准，并与医联体的等级考核、财政拨款相挂钩，提高医联体内各级医疗机构对推进分级诊疗的重视，督促各级医疗机构严格执行相关规章制度，依法、依规履行各自职责，有利于医联体分级诊疗的科学有序推进。

5. 促进资源共享，进一步提升居民信任并形成良好就医习惯

在提升基层医疗服务水平的同时，积极推进医联体内人才、技术、

信息、设备等医疗资源的共享，逐步实现医疗资源的公平合理分配，为基层医疗机构的发展提供良好条件，通过基层人才、技术、信息、设备等各方面的提升，增强基层医疗机构的综合实力。使得患者在参与分级诊疗的过程中体会到基层医疗机构服务质量的全面提升，渐渐加强对基层医疗机构的信任感和认同感，逐步形成基层首诊的良好就医习惯。

同时，通过新闻媒体、社区宣传、网络推广等多种方式加大医联体分级诊疗的宣传力度，提高居民对通过构建医联体推进分级诊疗的了解程度，从而增强居民参与分级诊疗的意愿。通过降低首诊起付额度、下转免起付费用、改善基层医疗服务态度等多种方式鼓励基层首诊，提高居民参与分级诊疗的自觉性，真正实现"小病在基层，大病进医院，康复回基层"的设想，让医联体分级诊疗成为未来居民就医的常态。

第五章 我国公立医疗集团协同能力体系框架和理论模型

第一节 我国公立医疗集团协同机理

国外学者对企业集团协同机理有比较丰富的研究。安索夫（2013）提出"协同"概念，认为企业集团的整体价值有可能大于各部分价值的总和；他根据投资收益率中的元素，将协同分为销售协同、运营协同、投资协同、管理协同四种类型。埃特（1987）指出，多元化公司存在的唯一理由就是协同，即通过奇妙的业务组合使公司的整体实力和盈利能力高于企业各自为政时的状态，他认为交叉销售、产品连接、技能共享、市场情报搜集能力的加强及效率的大幅度提高都是协同可以带来的效益。罗伯特·巴泽尔（2000）提出协同是企业群体的业务表现，协同创造价值的方式主要有四种：共享资源或业务行为，营销和研究开发的利益"溢出"（spill-over），"相似"业务，共享"形象"。马克·L.塞罗沃（2001）定义协同效应为竞争能力增强，合并后业绩水平高于原来两家公司独立存在时的预期水平。加里哈默和普拉哈拉默（1990）发现不同的下属企业可以共享的技术或其他方面的竞争力是成功企业集团的主要战略目标。迈克尔·古尔德和安德鲁·坎贝尔（1990）提出，协同在商业领域是指两个或者多个部门或公司联合起来创造比各部分单干更大价值的能力，大多数业务协同可以采取共享技术知识、协调战略、共享有形资源、纵向一体化、集中谈判力量、联合创建业务这六种形式。

国内学者对企业协同机理进行了研究和总结归纳：

(1)毛克宇、杜纲(2006)从管理层面研究了企业协同能力的特点和结构,按照协同产品商务的特点,将协同能力包含的要素分为五类:知识协同(企业中各种无形资源的协调管理)、资源协同(企业从原材料的采购到成品销售、库存整个流程中涉及有形资源的协调管理)、制度协同(企业各类规章制度中有关协同思想的规定的集合)、流程协同(企业产品整个生命周期各个环节的协同)、关系协同(企业与客户及合作伙伴充分、有效的沟通)。

(2)李海婴、周和荣(2003)揭示了敏捷企业协同运行机理:根据协同的性质和时空关系,可将敏捷企业的协同分为内部协同和外部协同。外部协同依据协同的功能和性质,又可分为同盟协同、合作协同、竞争协同;按其协同职能和内容,又可分为战略协同、资源协同、创新协同、采购协同、设计协同、生产协同、营销协同等。

(3)吴正刚、韩玉启(2005)从自组织理论和协同学的相关观点出发,利用复杂系统的分析方法,对模块化企业群的协同要素划分为三个层次:宏观层次(战略协同)、中观层次(能力协同、组织协同、文化协同)、微观层次(技术协同、知识协同、契约协同、商务协同)。在宏观、中观、微观三个层面上,各内容还互相作用,构成了统一的协同体系,体现了从无序走向有序的自组织特征。

(4)应可福、薛恒新(2004)分析了企业集团管理中的协同效应,围绕规模协同,还包括组织协同、财务协同、资产协同、信息协同、管理协同、业务协同、技术协同等。

国内外学者们从不同的角度对企业集团协同的内容、构组、作用进行了研究,不同行业有不同的理解和观点,这些研究结果都可以为公立医疗集团协同机理分析所借鉴。

第二节　我国公立医疗集团协同能力要素构成

公立医疗集团是一个复杂系统,是由内部系统和外部系统构成的。公立医疗集团内部系统包括各种人力要素、物力要素、财力要素、时间要素、空间要素、管理要素、信息要素、科技要素等；外部系统是由一般性环境和具体环境构成的。公立医疗集团的内、外部系统和环境共同构成组织的复杂开放系统。公立医疗集团系统要素构成如表5-1所示。

　　集团系统的构成要素具有层次性，由于组成集团系统的各要素的异质性，使系统组织在地位与作用、结构与功能上表现出等级秩序性，各要素之间相互作用，使得系统处于普遍的层次包含和交叠之中。

表5-1　　　　　　　　　　公立医疗集团的要素构成

要素		内容和作用
内部系统	人力要素	医疗集团直接从事医疗服务和科研的医务人员、医院行政管理人员、医院后勤、安保人员等，是公立医疗集团经营活动的决定性因素
	物力要素	医疗集团的建筑房屋、服务保障设施设备、医疗设施设备、药品器械等，是经营活动的物质条件和经济基础
	财力要素	医疗集团的资产、资本等、是医疗集团进行经营活动的起点和推动力
	时间要素	绝对时间和相对时间两方面，是医疗集团存在的基本形式
	空间要素	由地理空间和虚拟空间两部分构成，是医疗集团存在的立足点
	管理要素	医疗集团的管理思想、组织结构、管理制度和管理方法等一系列要素
	信息要素	医疗集团各构成要素之间，以及集团经济系统与环境之间的各类信息
	科技要素	医学科学技术，可以体现在医务人员的医疗技术和水平、科研人员的科研水平和成果等方面，科学技术是第一生产力，更是医院生产力发展的第一推动力
外部系统	一般性环境	社会、政治、经济、技术等方面，对医疗集团的影响和作用是潜在的、间接的、具有宏观性的
	具体性环境	患者、设备供应商、药品供应商、竞争医院、合作医院等，对医疗集团的影响和作用是直接的、持续的、具有微观性的

第三节　我国公立医疗集团协同能力体系框架和理论模型

通过对公立医疗集团协同机理的归纳总结以及对医疗集团要素的分析，不难发现医疗集团协同能力理论模型构建是一项系统的工作。本研究拟采取三个步骤对公立医疗集团协同能力理论模型进行构建：

第一步，主要是通过文献检索、统计分析提取协同因素；

第二步，主要是设计协同要素调查问卷进行专家问卷调研，根据调查结果，进行数据分析，提取协同能力关键要素；

第三步，主要是通过问卷调查分析结果，确定宏观层、中观层、微观层三个协同能力层面，最终构建出医疗集团协同能力理论模型。

一、理论模型要素、维度提取

（一）问卷设计

检索文献库，获得关于协同能力的文献，归类、汇总、统计协同能力出现的频数，结合医疗集团与一般企业集团的相同性质和不同性质，借鉴企业集团协同能力因素，得到如表5-2所示的21种协同因素。

根据这21种协同因素，设计《我国公立医疗集团协同能力要素提取调查问卷》开展调研，调研对象是公立医疗集团成员医疗机构的中高层管理人员。我们将21种协同因素分为3组，被调查者结合这21种协同因素，根据自身所了解的医疗集团的实际情况，以及对医疗集团协同能力的了解和看法，对每一组各因素的相对重要性进行排序评分，"7"表示重要性最高，"6"表示次之，依次类推，"1"表示最低。

表 5-2   协同因素一览表

协同因素		
战略协同	组织协同	技术协同
文化协同	考核协同	营销协同
关系协同	资源协同	流程协同
知识协同	制度协同	采购协同
资本协同	客户资源	契约协同
目标协同	信息协同	财务协同
创新协同	项目协同	业务协同

(二)描述性统计分析

共发放了问卷 120 份，回收有效问卷 112 份，回收率 93.33%。被调查人员基本信息如表 5-3 所示。

表 5-3   被调查者基本情况

	个数	百分比
性别		
男	63	56.25%
女	49	43.75%
年龄		
<30	17	15.18%
30~40	36	32.14%
40~50	47	41.96%
>50	12	10.71%
工作年限		
<10	21	18.75%
10~20	39	34.82%
20~30	41	36.61%
>30	11	9.82%

续表

	个数	百分比
职称		
初级	26	23.21%
中级	44	39.29%
副高及以上	42	37.50%
学历		
大专及以下	19	16.96%
本科	49	43.75%
硕士	31	27.68%
博士及以上	13	11.70%

用 SPSS 软件对调查结果进行分析，得到各个因素的描述性统计分析如表 5-4 所示。

表 5-4　　　　　　　　　各因素描述性统计量

	样本数	最小值	最大值	均值	标准差
战略协同	112	1	7	6.0625	1.46602
文化协同	112	1	7	5.8304	1.32806
资源协同	112	1	7	5.6071	1.49086
制度协同	112	1	7	5.5268	1.43294
组织协同	112	1	7	4.9732	1.40437
信息协同	112	1	7	4.8214	1.19469
契约协同	112	1	7	4.6429	2.32827
流程协同	112	1	7	4.2143	1.58500
业务协同	112	1	7	4.1607	1.46294
创新协同	112	1	7	4.0536	1.19469

续表

	样本数	最小值	最大值	均值	标准差
采购协同	112	1	7	3.8661	1.49086
技术协同	112	1	7	3.8393	1.96617
营销协同	112	1	7	3.7232	2.05426
财务协同	112	1	7	3.4554	1.79533
目标协同	112	1	6	3.4464	1.79006
关系协同	112	1	7	3.1250	1.26009
资本协同	112	1	7	2.9196	1.58500
知识协同	112	1	7	2.5625	2.00223
考核协同	112	1	6	2.5625	1.43810
项目协同	112	1	7	2.2857	1.26938
客户资源	112	1	6	2.2679	1.42678

(三)因素分析

根据冯·诺依曼和摩根斯坦的期望效应理论，对均值大的因素，我们认为它们对协同能力的影响力较强；对均值小的因素，我们认为它们对协同能力的影响力较弱。由表5-4可知，战略协同、文化协同、资源协同、制度协同、组织协同、信息协同、契约协同、流程协同、业务协同、创新协同这10个因素的得分均值都大于4，而采购协同、技术协同、营销协同、财务协同等11个因素的得分均值都小于4，根据前50%原则，在下一步分析中，我们着重对得分均值前50%，即大于4的前10个因素进行验证性因素分析。

我们用SPSS软件进行探索性因素分析，首先判断调查数据是否合适做因素分析，即进行KMO及Bartlett球度检验，结果如表5-5所示，Bartlett值=321.846，伴随$P<0.001$，KMO值=0.596，因此认为可以进行因素分析。

表 5-5 **KMO 及 Bartlett 球度检验**

KMO 检验统计量		0.595
Bartlett 球度统计量	近似卡方值	321.846
	自由度(df)	45
	显著性(P 值)	0.000

对影响较强的前 10 个因素用 SPSS 进行因素分析,并对所得的因素进行旋转,结果如表 5-6 所示,前 3 个因素的特征值之和占全部特征值之和的 57.249%,即 3 个因素能解释 57.249% 的变量。

表 5-6 **总方差解释**

成分	合计	初始特征根 方差的%	累积%	合计	旋转平方和 载入方差的%	累积%
1	2.627	26.273	26.273	2.422	24.221	24.221
2	1.992	19.925	46.198	2.115	21.150	45.371
3	1.105	11.051	57.249	1.188	11.878	57.249
4	0.979	9.794	67.043			
5	0.923	9.234	76.277			
6	0.905	9.050	85.327			
7	0.646	6.462	91.788			
8	0.409	4.086	95.874			
9	0.263	2.631	98.505			
10	0.149	1.495	100.000			

提取方法:主成分分析。

二、体系框架和理论模型

表 5-7 显示了因素分析的结果。由表 5-7 结果可得,结合因素载荷矩阵,可由 3 个潜在因素代表 10 个因素,10 个因素可以分为 3 组。根

表 5-7 旋转后的因素载荷矩阵

	因素		
	1	2	3
创新协同	**0.918**	0.041	0.027
契约协同	**0.872**	-0.021	0.197
业务协同	**0.664**	0.121	-0.313
流程协同	**0.580**	-0.017	0.383
制度协同	0.060	**0.903**	0.079
信息协同	-0.114	**0.783**	0.037
资源协同	-0.004	**0.745**	0.227
文化协同	-0.048	0.128	**0.683**
战略协同	0.060	0.126	**0.500**
组织协同	0.139	0.285	**0.358**

据每一组因素的内容，可以大体概括如下：第一组因素可以定义为微观协同因素，第二组因素可以定义为中观协同因素，第三组因素可以定义为宏观协同因素。由于第三组因素中"组织协同"的载荷比较小（0.358），考虑到"组织协同"的含义和包含的实际内容，且有文献显示在其他学者的相关研究中，认为"组织结构"处于中观层面，将"组织协同"调整纳入第二组中观协同因素中。因此，结合数据分析结果和实际情况，第一组因素之间的相互作用就构成了微观层面的协同能力（创新协同、契约协同、业务协同、流程协同）；第二组因素之间的相互作用就构成了中观层面的协同能力（制度协同、信息协同、资源协同、组织协同）；第三组因素之间的相互作用就构成了宏观层面的协同能力（文化协同、战略协同）。微观层面的协同要素特点是：都是非常具体的基础性的事务和活动，具有很强的可操作性和实践性。宏观层面的协同要素特点是：比较抽象和宏观，偏向于理论型和方向性，具有指导意义。中观层面的协同要素特点则是介于微观层和宏观层之间。

宏观、中观和微观三个层面协同能力之间的作用就构成了医疗集团的协同能力。由此，得到医疗集团协同能力体系框架和理论模型如图5-1所示。

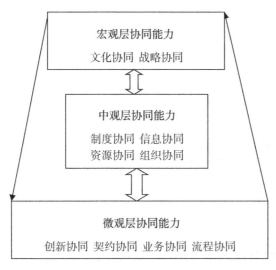

图 5-1　公立医疗集团协同能力理论模型

三、公立医疗集团协同能力深入分析

医疗集团协同能力理论模型主要由三个层面，共十点协同能力要素组成。每一层和每一点能力要素的建设都需要达到一定的战略目标，以便使协同效应得以充分发挥，促进医疗集团实现更大的价值，收获更好的社会效益和经济效益。

(一)公立医疗集团的协同能力构成

医疗集团的协同能力是医疗集团管理体系中，各协同要素按照一定的方式相互作用、协调配合、同步，产生主宰医疗集团发展的序参量，支配医疗集团向有序、稳定的方向发展，进而使医疗集团整体功能发生倍增或放大。医疗集团提升协同能力，有利于其改变目前发展中出现的种种弊端的影响，提升医疗集团整体的服务能力、经营水平、社会效益和经济效益。因此，本章运用协同理论，把医疗集团看成一个系统整体进行研究，并通过分析得到医疗集团协同能力体系框架是由宏观、中观、微观三个层面的协同要素构成；各层面中的协同要素相互作用、协调配合，形成医疗集团自身的协同能力，推动医疗集团的发展。如图5-2所示。

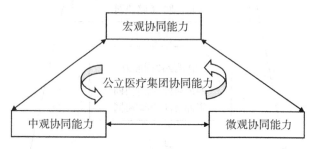

图 5-2　公立医疗集团协同能力构成

根据该模型的构架，我们可以得到关于公立医疗集团协同能力构成的假设：

假设 1：公立医疗集团协同能力是由宏观协同能力、中观协同能力、微观协同能力三种能力有机整合而组成的能力系统。

（二）宏观层面协同能力

公立医疗集团协同能力理论模型中宏观层面的协同能力主要表现在战略协同能力和文化协同能力两个方面。它们在大方向上为医疗集团的各成员医疗机构指明了路线和范围，促进各成员医疗机构在共同的指引下协同前进。

公立医疗集团协同能力理论模型中宏观层面的具体协同能力如下：

（1）战略协同：在现代管理领域，战略协同是体系协同能力的最高层次，指一个医疗集团内各成员机构应清晰地了解集团的总体战略目标及发展规划，共享集团的战略愿景，为达到集团的既定战略目标，执行共同的战略任务，按照统一的战略设计或战略意图，充分调动、周密组织和有效地协调各种力量，开展战略行动并与集团战略发展保持一致性和协同性，这样才能发挥协同效应，创造更大的价值。战略协同是促成公立医疗集团体系内各成员医疗机构之间其他方面协同的大前提；提升战略协同能力，可以引领公立医疗集团整体协同能力的提升。

（2）文化协同：医疗集团文化包含集团服务理念、经营理念、价值观念、行为准则、社会责任、医院品牌、集团精神、群体意识等。集团文化作为该体系的群体价值观和应共同遵守的办医理念等，是公立医疗集团生存、经营、竞争、发展的灵魂，引导和影响着公立医疗集团的发展方向，也发挥了一种无形的约束作用。在组建公立医疗集团之前，各个医疗机构在其多年的办医实践中，都会形成独具特色的医院文化。但是，随着医疗集团的组建，不同文化背景的成员医疗机构难免产生不融合甚至是对抗的现象，必然会存在不同理念、不同文化的较量和冲击，也会产生摩擦与消耗，从而影响整个医疗集团的团结，导致组织结构松散、人心不齐、凝聚力缺乏。因此，集团文化协同是提升医疗集团整体协同能力、产生协同效应中的重要一环；要使集团体系内将各医疗机构的各种文化构成元素进行有效的协同整合，产生集团层面上的集体文化，并且要使集团文化得到各成员单位、各医务人员的认同和拥护，才能在集团的发展运营中产生巨大的协同效应。

根据如上所述，我们可以得到关于宏观层面协同能力的假设：

假设 2：宏观层面协同能力是一种引领力，由战略协同、文化协同两个要素构成。

（三）中观层面协同能力

公立医疗集团协同能力理论模型中，中观层面的协同能力主要表现在制度协同能力、信息协同能力、资源协同能力和组织协同能力四个方面。它的主要目的是使医疗集团的各成员医疗机构在组织和制度上实现统一规范，从而实现成员之间资源、信息的协调发展与共享，促进医疗集团的协同和沟通，以使医疗集团创造更大的价值。

公立医疗集团协同能力理论模型中，中观层面的具体协同能力如下：

（1）组织协同：包括医疗集团内部组织规模的协同、组织结构的协同以及组织之间的联合互动等，通过组织协同对集团内部资源有效利用、信息有效交流提供重要的组织保障。作为一个为了实现共同战略发展目标而由原本相互独立的医疗机构相互联合组成的有机协作系统，公立医疗集团要通过聚集各类办医能量来影响集团的发展和结构变动，其协同能力和活力离不开内部各医疗机构和各要素之间的相互作用和有机结合。当医疗集团内诸多成员医疗机构通过有效的组织间互动，形成良好的对接来促进共同发展，就可以使整个医疗集团组织体系网络成为一个有机的系统。

（2）制度协同：是指医疗集团根据医疗集团利益最大化的原则决定制度协同，调整或者制定新的规则或条件，建立新的行为约束机制，以降低集团内部由于制度不一致带来的各种损耗（如管理上、经济上）和因此产生的各种不必要的误会和麻烦，使医疗集团内部资源和信息可以协调发展与共享，从而推动医疗集团整体效益的提升。制度协同对医疗集团内成员医疗机构来说是一种同质化的管理和约束。刚组建医疗集团时，不同医疗机构有其原来的各种规章制度，有可能与集团目标和制度不一致，或者是不同医疗机构之间制度存在矛盾和冲突。因此，必须调整和整合各医疗机构的制度，使医疗集团内部制度协同。

（3）资源协同：医疗集团资源可以分为有形资源，如医务人员、医院建筑、医疗设施和设备、药品器械、资金等，以及无形资源，比如医疗技术、科研技术、科研成果等。资源的协同就是指通过对各类资源的有效配置以及对各成员医疗机构内外部资源的整合，实现医疗集团整体及集团内各成员医疗机构之间的共赢，从而提升医疗集团的核心竞争力，实现良好的医疗集团社会效益和经济效益。医疗集团内的资源在一定外部环境条件的驱动下，可能会产生不同的作用方向：有些要素通过相互促进与不断融合，可以发挥医疗集团资源的协同效应；有些则会因为配置不合理，使不同资源要素之间相互制约和牵制，从而削弱医疗集团的协同效应。因此，必须要在战略层面上关注集团体系内部各资源要素的协作，以及内部资源与外部资源之间的统筹协调、有效配置，才能更好地适应医疗市场的变化和竞争，抓住各种发展机遇。资源协同成为公立医疗集团提升内部管理效率、制定整体发展战略、策划并开展各类医疗活动、建立多种合作关系时所依据的一个重要基本原则。

（4）信息协同：不仅是指医疗集团内部的信息共享，而且还包括信息互补的效应。成员医疗机构之间可以通过计算机网络系统或专属的信息平台进行各种方式的联系与合作，实现信息的流通和共享，加强各成员医疗机构之间的合作紧密性和便捷性，提高整个医疗集团开展医疗活动的协同度和效率。

根据以上所述，我们可以得到关于中观层面协同能力的假设：

假设3：中观层面协同能力是由制度协同、信息协同、资源协同、组织协同四要素构成的一种整合能力。

（四）微观层面协同能力

公立医疗集团协同能力理论模型中微观层面的协同能力主要表现在创新协同能力、契约协同能力、业务协同能力、流程协同能力四个方面。这一层要求医疗集团的各成员医疗机构在具体细节方面协调一致，共同作用促进医疗集团具体环节的有效协同。

（1）创新协同：科学技术是第一生产力，创新是保持第一生产力的源泉，因此，创新对于医疗集团的发展来说尤为重要。创新协同是指医疗集团内能够构建统一、开放的技术平台和研发平台，使得每个集团成员医疗机构能够在此平台上开展技术创新、科研成果的交流，进而加强技术和研发的共享性、兼容性和扩展性，在规范的技术框架下，加强沟通与创新。

（2）契约协同：公立医疗集团可以看作是一个由各级各类公立医疗机构组成的战略联盟，各成员除了需要共享集团战略愿景外，他们之间的联系和合作还需要通过"多边"的行为规范，建立起一种"准市场性"的组织，从而规范各成员医疗机构之间的行为，减少合作风险，形成医疗集团成员之间的契约协同。契约协同对成员之间的合作顺利联结、开展合作的保障和支持，契约可以创造出一种相互信任和互惠合作的氛围，减少或消除合作风险，赢取竞争优势，最终在动态耦合中形成公立医疗集团的协同能力。契约协同与中观层制度协同的差别在于：中观层制度协同主要是指集团内部管理、经营等方面的约束、监督与激励制度的协同，而契约协同则主要是指集团内成员单位之间合作的行为规范的协同。

（3）业务协同：是指医疗集团成员医疗机构之间进行医疗业务活动的交流互动，医疗业务活动的支持与帮扶，业务开展内容优势互补，进行业务信息的共享，患者检查结果在不同成员医疗机构、不同业务单元之间的传递、流通及互认，不同成员单位间医疗业务协调互补发展。医疗集团内各成员医疗机构之间业务协同能增强集团内较薄弱医疗机构的业务能力和水平，能够实现医疗集团整体技术实力的提升，增强医疗集团的竞争力。

（4）流程协同：是指在医疗服务的整个流程中，包括药品、材料、设备的采购，医疗服务流程的设置，医疗服务的提供，医疗服务的营销等多个环节都能够达到规范和统一管理、协同开展，双向转诊通道能够无缝连接；医疗集团内制定相关的制度，设置专门的组织和机构，保障医疗集团内部医疗机构之间的服务流程可以良好衔接，协同发展。

根据以上所述，我们可以得到微观层面协同能力的假设：

假设4：微观层面协同能力是由创新协同、契约协同、业务协同、流程协同四要素构成的一种合成能力。

通过上述不同层次，以及相同层级上不同协同要素之间以及自身的相互作用、协调配合，就可以形成医疗集团的协同能力，促进医疗集团向着更好的方向发展。

（五）宏观、中观、微观协同能力三者之间的协同关系

宏观层面上，由于文化协同能力和战略协同能力两个方面，在总体大方向上已经为医疗集团各成员医疗机构指明了路线和范围，形成了共同的医疗集团文化和战略，促使集团各成员在同一的指引下协同前进；在中观层面上，由于制度协同能力、信息协同能力、资源协同能力、组织协同能力四个方面的整合，规范地组成了医疗集团的各个医疗机构之间的组织结构和制度，从而实现了集团成员之间资源、信息的协调发展与共享，促进集团成员的协同和沟通；在微观层面上，因创新协同能力、契约协同能力、业务协同能力、流程协同能力四个方面的协同，使得医疗集团的各组成部分在具体细节方面能够协调一致，共同作用互补互助，促进医疗集团每个具体环节的有效协同。

由此，我们可得到这三种能力之间的协同关系假设：

假设5：宏观协同能力与中观协同能力存在正相关。

假设6：宏观协同能力与微观协同能力存在正相关。

假设7：中观协同能力与微观协同能力存在正相关。

第六章　我国公立医疗集团协同能力
计量模型验证

第一节　结构方程模型方法简介

一、结构方程模型方法简介

(一)基本概念

近年来，结构方程模型(structural equation modeling，SEM)作为统计分析的一般框架被广泛地应用于社会科学的数据分析。结构方程模型在估计一组观察变量(observed variables)与其代表的潜变量(latent variables)(或概念(constructs)、因素(factors))的同时，分析各潜变量之间的关系。这样，潜变量之间的关系估计便不受测量误差(measurement errors)的影响。结构方程模型源于因素分析(factor analysis)和路径分析(path analysis)或联立方程(simultaneous equations)。基于因素分析的测量模型(measurement model)与基于路径分析的结构公式(structural equations)的整合，形成了一个数据分析的一般框架，叫做结构方程模型。一个一般结构方程模型由两部分组成：①联系观测变量和潜变量的测量模型；②经由联立方程将各潜变量联系在一起的机构方程。

结构方程模型对解决数据分析中观察变量测量误差的影响提供了一个机制或平台。社会科学研究中某些概念，如智力、能力、信任、动机、成功、偏见等，是不能够直接测量的。由于没有可操作性的方法来直接测量这些假设的概念，研究者只能寻找一些可测量的观测标识变量(指标)来间接地测量潜变量，从而建立起潜变量之间的关系，也就是结构。同理，在本研究中，对于医疗集团协同能力——这一抽象、假设的概念，我们也是无法直接测量的。因此，我们拟结合结构方程模型分析方法，对公立医疗集团协同能力理论模型进行量化分析和验证。

在结构方程模型中，外生变量只起解释变量的作用，在模型中只影响其他变量，而不受其他变量的影响，通常用 ξ 表示；内生变量受其他变量影响，即在路径图中，有箭头指向它，通常用 η 表示。在结构方程模型中，可测变量也称显变量，是可以直接观测并测量的变量。外生潜变量 ξ 的观测量或指标，通常用 X 表示，内生潜变量 η 的观测量或指标，通常用 Y 表示。

(二)模型建立的基本步骤

结构方程模型建立的基本步骤如下：

1. 模型表达(model formulation)

依据已有的经验或者理论形成最初的理论模型。①确定潜变量：潜变量确定是结构模型建立的基础。潜变量确定可以根据对实际问题的理论认识确定，也可以借助探索性因素分析的结果来构造。②选择可测变量：选择可测变量是设定测量模型的过程。③构建理论模型：在潜变量、可测变量都已经设定的基础上，用路径图的形式将模型中它们之间的关系表述出来：A. 潜变量与可测变量之间的关系；B. 各个潜变量之间的相互关系。通过模型设定，就可以得到结构方程模型的两大组成方程：测量模型方程(观测变量与潜变量之间的关系)与结构模型方程(潜变量与潜变量之间的关系)。

2. 模型识别(model identification)

结构方程模型的识别，是判定模型中每一个待估计的参数(自由参数)是否由观测数据求出唯一的估计值。如果模型错误设定，模型估计可能不收敛或无解(参数估计无唯一解)。如果方程中的自由参数有一个不能由观测数据估计得到，则方程不可识别；如果都能得到，则可以识别。

3. 模型估计(model estimation)

有了新模型后，要设法求出模型的解，其中主要是模型参数估计，这个过程称之为模型拟合。包括模型参数估计以及模型拟合度的估计。

4. 模型评估(model evaluation)

获得模型的参数估计值后，需要评估模型是否拟合数据。如果模型对数据拟合良好，则经过该步骤后建模可以停止。

5. 模型修正(model modification)

如果模型与数据拟合得不好，则需要重新设定或修改模型。此时，需要决定如何删除、增加或修改模型中的参数。通过重新设定参数以提高模型拟合度。一旦重新设定了模型，可重复上述4个步骤。在建模的过程中可能会重复进行多次模型修正。

第二节　结构方程模型在公立医疗集团
协同能力研究中的构建

一、假设的提出

应用结构方程模型的方法建立模型，首先要对模型中涉及的变量以及变量之间的关系作出假设，在此基础上完成对模型的初步构建。在总结和吸收已有研究成果的基础上，经过第五章第一节的分析，我们得到了公立医疗集团协同能力理论模型(图5-1)。根据公立医疗集团协同能力理论模型，通过对协同能力的构成，以及宏观、中观、微观层面协同能力的深入分析，我们提出了如下假设：

假设1：公立医疗集团协同能力是由宏观协同能力、中观协同能力、微观协同能力三种能力有机整合而组成的能力系统。

假设2：宏观层协同能力是一种引领力，由战略协同、文化协同要素构成。

假设3：中观层协同能力是由制度协同、信息协同、资源协同、组织协同四要素构成的一种整合能力。

假设 4：微观层协同能力是由创新协同、契约协同、业务协同、流程协同四要素构成的一种合成能力。

假设 5：宏观协同能力与中观协同能力存在正相关。

假设 6：宏观协同能力与微观协同能力存在正相关。

假设 7：中观协同能力与微观协同能力存在正相关。

本章节拟采用结构方程模型的方法来验证这些假设。

二、变量的测量

首先构建公立医疗集团协同能力的测量模型，如图 6-1 所示。测量模型主要描述潜变量和可测变量之间的关系或联系。该模型的外生潜变量是公立医疗集团协同能力，内生潜变量是公立医疗集团各个层面的协同能力(包括宏观、中观、微观三个层面)，外生潜变量公立医疗集团协同能力通过内生潜变量各个层面的协同能力反映出来。

由图所得，该模型为 1 个二阶因素测量模型，公立医疗集团协同能力为二阶因素，主要由 3 个内生潜变量(一阶因素)分别为宏观协同能力、中观协同能力、微观协同能力推出。其中，宏观协同能力由文化协同和战略协同两个要素来衡量；中观协同能力由制度协同、信息协同、资源协同、组织协同四个要素来衡量；微观协同能力由创新协同、契约协同、业务协同、流程协同四个要素来衡量。

(一)宏观协同能力的测量

根据本书对宏观协同能力的界定，宏观协同能力由文化协同和战略协同两个要素构成，测量项目如表 6-1 所示。宏观协同能力(HG)计算公式为：

$$HG = \sum \alpha_m \left[\sum \lambda_i k(n, m, i) \right]$$

其中，$k(n, m, i)$ 表示第 n 个被调查者对第 m 个构面第 i 个测量项目的分值，λ_i 表示第 i 个测量项目的权重，α_m 表示第 m 个构面的权重。

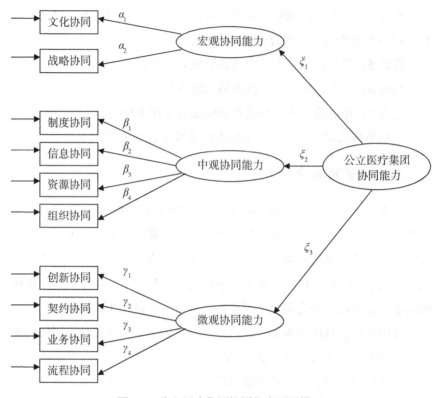

图 6-1　公立医疗集团协同能力测量模型

表 6-1　　　　　　　　　　宏观协同能力测量表

序号	构面要素	测 量 项 目
1	文化协同	具备集团化的经营理念和群体意识
		整个医疗集团拥有统一的价值理念和文化氛围
		在整个医疗集团建立起共同的行为规范
2	战略协同	整个医疗集团制定目标统一的战略方案
		成员医疗机构能够认知战略协同的重要性
		成员医疗机构能够认可并协同实施战略方案

(二)中观协同能力的测量

根据本章对中观协同能力的界定，中观协同能力由制度协同、信息协同、资源协同、组织协同四个要素构成，测量项目如表 6-2 所示。中观协同能力(ZG)计算公式为：

$$ZG = \sum \beta_m \left[\sum \mu j(n, m, i) \right]$$

其中，$j(n, m, i)$ 表示第 n 个被调查对象对第 m 个构面第 i 个测量项目的分值，μ_i 表示第 i 个测量项目的权重，β_m 表示第 m 个构面的权重。

表 6-2　　　　　　　　　　　　中观协同能力测量表

序号	构面要素	测 量 项 目
1	制度协同	成员医疗机构对集团制度具有较强的执行力 各成员医疗机构规章制度符合集团利益最大化原则，与集团具有一致性
2	信息协同	医疗集团应用信息系统对成员医疗机构实施管理，进行信息的整合和发布 成员医疗机构通过信息系统进行多种方式的联系和合作
3	资源协同	成员医院设备、技术配置能根据集团资源配置计划及业务开展计划统一调整配合 成员医疗机构人力资源能够根据医疗集团发展的需要及时调整培养 医疗集团能够根据各成员医疗机构的发展需要及时调整资本投入
4	组织协同	医疗集团层面设立专门机构领导和管理成员医疗机构 成员医疗机构设有专门机构负责集团相关事务，成员医院之间也有横向联通机构

(三)微观协同能力的测量

根据本章对微观协同能力的界定，微观协同能力由创新协同、契约协同、业务协同、流程协同四个要素构成，测量项目如表6-3所示。微观协同能力（WG）计算公式为：

$$WG = \sum \gamma_m \left[\sum \rho_i h(n, m, i) \right]$$

其中，$h(n, m, i)$ 表示第 n 个被调查对象对第 m 个构面第 i 个测量项目的分值，ρ_i 表示第 i 个测量项目的权重，γ_m 表示第 m 个构面的权重。

表6-3 微观协同能力测量表

序号	构面要素	测量项目
1	创新协同	医疗集团内成员医疗机构共同组建研发组织 成员医疗机构交流创新经验和成果 成员医院分享技术及研发成果，技术互换利用
2	契约协同	对于成员医疗机构之间的合作有多边行为规范，减少合作风险，创造互信氛围
3	业务协同	医疗集团成员医疗机构之间进行医疗业务活动的交流互动、支持与帮扶，业务开展内容优势互补，患者检查结果在不同成员医疗机构、不同业务单元之间的传递、流通及互认
4	流程协同	成员医疗机构共同采购药品、材料、设备等 成员医疗机构共享医疗集团品牌、营销方式和渠道 成员医疗机构服务流程一致，透明互通，集团内部各成员之间互相配合、无缝衔接

（四）公立医疗集团协同能力的测量

公立医疗集团协同能力主要由三个层面构成：宏观协同能力，中观协同能力，微观协同能力。因此，公立医疗集团协同能力可由以下公式来表示：

$$XT = \xi_1 HG + \xi_2 ZG + \xi_3 WG$$

其中，XT 表示公立医疗集团协同能力，HG 表示宏观层面的协同能力，ZG 表示中观层面的协同能力，WG 表示微观层面的协同能力，各个构面的测量如前所述，ξ_1、ξ_2、ξ_3分别为相应的权重。

三、数据的收集和分析

(一)问卷的设计

借鉴已有的国内外研究成果(文献研究)，结合专家咨询、研究小组讨论，以及本研究阶段性的研究成果，本章研究对公立医疗集团协同能力中3个协同层面内的10个协同因素设计了测量项目(具体测量项目内容见表6-1，表6-2和表6-3)。本研究问卷采取李克特(五点)量表法，将每一个测量项目的评分级度划分为五等：重要、比较重要、一般重要、不太重要、不重要；同时将每个级度赋予相应的分值：重要(5分)、比较重要(4分)、一般重要(3分)、不太重要(2分)、不重要(1分)。

(二)数据的收集

本章问卷的调查对象为公立医疗集团成员医疗机构的中高层管理人员，包括医疗机构领导、行政部门的管理人员和临床业务科室的管理人员。考虑到实地调研的可操作性和数据的可获得性，本章节问卷调研在东、中、西部地区共选取了10个公立医院集团开展调研，其中，东部地区医疗集团2个、西部地区医疗集团2个、中部地区医疗集团6个。选取的10个医疗集团中：横向联合的医疗集团5个，纵向联合的医疗集团5个；紧密型的医疗集团3个，半紧密型医疗集团4各，松散型医疗集团3个。

每个医疗集团发放40份问卷，总共发放问卷400份，回收有效问卷373份，回收率为93.25%。

(三)数据的分析

本研究主要使用的分析软件工具为 IBM SPSS 20.0 和 IBM SPSS AMOS 20.0。

1. 被调查者基本情况分析

被调查者的基本情况如表6-4所示。

表 6-4 被调查者基本情况

	个数	百分比
性别		
男	236	63.27%
女	137	36.73%
年龄		
<30	6	1.61%
30~40	123	32.98%
40~50	172	46.11%
>50	72	19.30%
工作年限		
<10	51	13.67%
10~20	145	38.87%
20~30	136	36.46%
>30	41	10.99%
职称		
初级	38	10.19%
中级	172	46.11%
副高及以上	163	43.70%
学历		
大专及以下	71	19.03%
本科	250	67.02%
硕士	42	11.26%
博士及以上	10	2.68%

2. 对问卷数据进行信度分析

信度(reliability)分析主要是检验所使用的量表在度量相关变量时是否具有一致性和稳定性。本研究采用内部一致性这一指标对量表信度进行检验。内部一致性常以 Cronbach's α 系数来估计。Cronbach's α 值越大，表明该量表的各个指标相关性越大，即内部一致性程度越高。一般来说，Cronbach's α 值大于 0.7，表示具有高信度，低于 0.35 为低信度，0.5 为最低可接受的信度水平。本章节采用 IBM SPSS 20.0 检验数据内部一致性，问卷各部分信度分析结果如表 6-5 所示。从表中可以看出，问卷各部分信度 Cronbach's α 值均在 0.7 以上，说明本问卷具有良好的信度。以下对问卷各部分量表具体信度进行分析。

表 6-5　　　　　　　　　问卷各部分信度分析

构面	Cronbach's α	测量项数
宏观协同能力	0.914	6
中观协同能力	0.922	9
微观协同能力	0.907	8

1）宏观协同能力量表信度分析

宏观协同能力量表信度分析结果如表 6-6 所示，本量表进行信度分析后，得到文化协同、战略协同两大构面的 Cronbach's α 值分别为 0.888、0.889，本量表整体 Cronbach's α 值为 0.914，其值都在 0.7 以上，说明该量表具有较高信度。

表 6-6　　　　　　　　宏观协同能力量表信度分析

构面名称		测量项目	Cronbach's α	测量项数
宏观协同能力	文化协同	具备集团化的经营理念和群体意识 整个医疗集团拥有统一的价值理念和文化氛围 在整个医疗集团建立起共同的行为规范	0.888	3
	战略协同	整个医疗集团制定目标统一的战略方案 成员医疗机构能够认知战略协同的重要性 成员医疗机构能够认可并协同实施战略方案	0.889	3
整体信度		0.914		

2）中观协同能力量表信度分析

中观协同能力量表信度分析结果如表6-7所示，本量表进行信度分析后，得到制度协同、信息协同、资源协同、组织协同四大构面的Cronbach's α 值分别为 0.782、0.842、0.797、0.821，本量表整体Cronbach's α 值为 0.922，其值都在 0.7 以上，说明该量表具有较高信度。

表6-7　　　　　　　　　中观协同能力量表信度分析

构面名称		测量项目	Cronbach's α	测量项数
中观协同能力	制度协同	成员医疗机构对集团制度具有较强的执行力 各成员医疗机构规章制度符合集团利益最大化原则，与集团具有一致性	0.782	2
	信息协同	医疗集团应用信息系统对成员医疗机构实施管理，进行信息的整合和发布 成员医疗机构通过信息系统进行多种方式的联系和合作	0.842	2
	资源协同	成员医院设备、技术配置能根据集团资源配置计划及业务开展计划统一调整配合 成员医疗机构人力资源能够根据医疗集团发展的需要及时调整培养 医疗集团能够根据各成员医疗机构的发展需要及时调整资本投入	0.797	3
	组织协同	医疗集团层面设立专门机构领导和管理成员医疗机构 成员医疗机构设有专门机构负责集团相关事务，成员医院之间也有横向联通机构	0.821	2
整体信度		0.922		

3）微观协同能力量表信度分析

微观协同能力量表信度分析结果如表 6-8 所示，本量表进行信度分析后，得到创新协同、流程协同两大构面的 Cronbach's α 值分别为 0.900、0.824，本量表整体 Cronbach's α 值为 0.907，其值都在 0.7 以上，说明该量表具有较高信度。契约协同和业务协同两大构面下分别只有一项测量项目，因此无法求 Cronbach's α 值。

表 6-8　　　　　　　　　　微观协同能力量表信度分析

构面名称		测量项目	Cronbach's α	测量项数
微观协同能力	创新协同	医疗集团内成员医疗机构共同组建研发组织 成员医疗机构交流创新经验和成果 成员医院分享技术及研发成果，技术互换利用	0.900	3
	契约协同	有制度上的保障和支持，规范每个成员医疗机构的行为，减少合作风险		1
	业务协同	成员医疗机构之间可以通过信息平台进行业务活动的互动和业务信息交换、共享 （患者就诊信息、检查结果等在不同成员医疗机构、不同业务单元之间传递流通）		1
	流程协同	成员医疗机构共同采购药品、材料、设备等 成员医疗机构共享医疗集团品牌、营销方式和渠道 成员医疗机构服务流程一致，透明互通，集团内部各成员之间互相配合、无缝衔接	0.824	3
整体信度		0.907		

3. 对问卷数据进行效度分析

效度（validity）分析主要是检验一个量表（测量工具）能够正确测量出所要测量内容的特质的程度，测量结果与要考察的内容越吻合，则效度越高；反之，则效度越低。效度分为内容效度（content validity），效标效度(criterion validity)和结构效度(construct validity)三个主要类型。在实际操作过程中,前两种效度(内容效度和准则效度)的检验往往要求专家定性研究或具有公认的效标测量,因而难以实现,而结构效度的检验可以采用多种方法来实现。

结构效度也称为构想效度、构建效度或理论效度,是指测量工具反映概念和命题的内部结构的程度,也就是说如果问卷调查结果能够测量其理论特征,使调查结果与理论预期一致,就认为数据具有结构效度。它一般是通过测量结果与理论假设相比较来检验的。本研究采用验证性因素分析(confirmatory factor analysis)的方法来检验公立医疗集团协同能力模型的拟合程度,从而对量表的结构效度进行评价。

如图6-2所示为公立医疗集团协同能力二阶验证性因素分析模型,

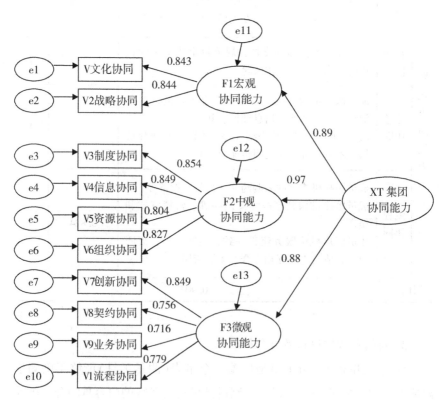

图6-2 公立医疗集团协同能力二阶验证性因素分析模型

二阶因素为公立医疗集团协同能力,一阶因素为宏观协同能力、中观协同能力、微观协同能力。此模型采用 IBM SPSS AMOS 20.0 分析验证后,可得公立医疗集团协同能力二阶验证性因素分析模型具有良好的收敛效度。在标准化估计值模型中,所有测量变量在其对应的一阶因素上的因素负荷量都大于 0.7;三个一阶因素"宏观协同能力""中观协同能力""微观协同能力"在二阶因素"公立医疗集团协同能力"的因素负荷量分别为 0.89、0.97、0.88。由这些数据可见,测量变量在一阶因素的因素负荷量、一阶因素在二阶因素的因素负荷量均非常理想,表明模型的基本拟合度良好。

此外,还得出模型拟合度相关指标,如表 6-9 所示。

表 6-9　　　　　二阶验证性因素分析模型适配度统计值

模型适配度指标	检验结果数据	适配标准	模型适配判断
卡方自由度比值	4.48	小于 3 优良,3~5 可接受	可接受
残差均方根(RMR)	0.027	小于 0.05,越小越好	良好
拟合优度指数(GFI)	0.900	大于 0.9,越大越好	良好
调整拟合优度指数(AGFI)	0.828	大于 0.8,越大越好	良好
规范拟合指数(NFI)	0.926	大于 0.9,越接近 1 越好	良好
增值拟合指数(IFI)	0.942	大于 0.9,越接近 1 越好	良好
比较拟合指标(CFI)	0.942	大于 0.9,越接近 1 越好	良好
近似误差均方根(RMSEA)	0.113	小于 0.05 良好,小于 0.08 尚可接受	较差

由上表可知,除 RMSEA 值比较差以外,其他指标都符合基本要

求，说明模型拟合尚可。通过对模型的拟合程度的检验，我们可对量表的结构效度进行评价，模型拟合程度尚可，说明量表的结构效度尚可。

另外，由图 6-2 所示公立医疗集团协同能力二阶验证性因素分析模型，我们可得到，公立医疗集团协同能力测量模型的外生潜变量是集团协同能力，3 个内生潜变量为：宏观协同能力、中观协同能力、微观协同能力。3 个内生潜变量又分别有多个观测变量。观测变量和内生潜变量之间的标准化参数等同于因素分析的结果，即因素负荷值；内生潜变量与外生潜变量在变量之间的标准化参数等同于回归分析的系数。对医疗集团协同能力这个外生潜变量而言，其 3 个内生潜变量及标准化参数值分别为：宏观协同能力（0.89），中观协同能力（0.97），微观协同能力（0.88）。这些参数值充分反映了集团的协同能力。因此，本研究提出公立医疗集团协同能力由宏观协同能力、中观协同能力与微观协同能力三个层面构成的假设得到了验证。进一步可以看出，中观协同能力的值最大，宏观协同能力次之，微观协同能力最小。说明中观协同能力在集团协同能力中的重要程度最高，中观协同能力对整个集团的协同能力有着非常大的影响。假设 1 得到了验证：

假设 1：公立医疗集团协同能力是由宏观协同能力、中观协同能力、微观协同能力三种能力有机整合而组成的能力系统。

对于宏观协同能力来说，两个观测变量及其标准化参数值分别是：文化协同（0.843）、战略协同（0.844），可以看到本研究中对宏观协同能力的分析是比较合理的，假设 2 得到验证：

假设 2：宏观层面协同能力是一种引领力，由战略协同、文化协同要素构成。

对于中观协同能力来说，四个观察变量及其标准化参数值分别是：制度协同（0.854）、信息协同（0.849）、资源协同（0.804）、组织协同（0.827），可以看到本研究中对中观协同能力的分析是比较合理的，假设 3 得到验证：

假设 3：中观层面协同能力是由制度协同、信息协同、资源协同、组织协同四要素构成的一种整合能力。

对于微观协同能力来说，四个观察变量及其标准化参数分别是：创新协同（0.849）、契约协同（0.756）、业务协同（0.716）、流程协同（0.779），可以看到本研究中对微观协同能力的分析是比较合理的，假设4得到验证：

假设4：微观层面协同能力是由创新协同、契约协同、业务协同、流程协同四要素构成的一种合成能力。

同时，表6-10根据因素负荷值给出了各层面协同能力的重要性排序。

表6-10 **协同能力构成要素重要性排序**

	要素	参数值	排序
宏观协同	战略协同	0.844	1
	文化协同	0.843	2
中观协同	制度协同	0.854	1
	信息协同	0.849	2
	组织协同	0.827	3
	资源协同	0.804	4
微观协同	创新协同	0.849	1
	流程协同	0.779	2
	契约协同	0.756	3
	业务协同	0.716	4

四、模型的构建和修正

(一)因果模型图绘制

结构方程模型又称为潜变量模型，常被用于社会科学分析观测变量之间的相互关系。潜变量通常不能直接测量，但是可以通过一组观察到的变量，即指标变量来进行测量。本章节研究的各潜在变量及指标变量如下：

　　宏观协同能力(潜在变量 U1)包含指标变量文化协同 V1、战略协同 V2；

　　中观协同能力(潜在变量 U2)包含指标变量制度协同 V3、信息协同 V4、资源协同 V5、组织协同 V6；

　　微观协同能力(潜在变量 U3)包含指标变量创新协同 V7、契约协同 V8、业务协同 V9、流程协同 V10。

　　在此基础上，运用 IBM SPSS AMOS 20.0 建立了公立医疗集团协同能力结构方程模型，见图 6-3。模型中，"椭圆形"图示表示潜在变量，"矩形"图示表示指标变量，"圆形"图示表示误差变量，潜在变量间"双箭头"图示表示相关关系。

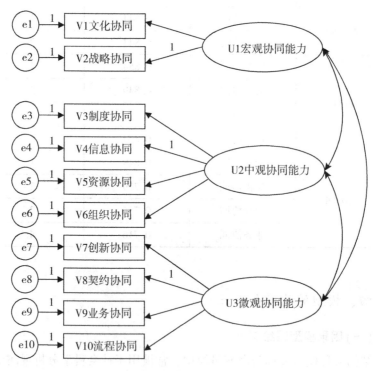

图 6-3　公立医疗集团协同能力研究因果模型图

（二）数据处理

关于结构方程模型的样本量，学者 Rigdon 建议有效样本至少要有150 份，而学者 Muller 则认为样本达到 200 个以上会更好。本研究将收集到的 273 份问卷数据导入软件，采用"极大似然法"进行模型参数估计，选择"极小化历史""标准化估计""复相关平方""修正指标""参数差异临界比率值""正态性与异常值检验"等分析属性。计算估计值，并得到未标准化回归系数和标准化回归系数（见表 6-11）。

表 6-11　　　　　　　　　　系数估计结果

	未标准化回归系数估计	S. E. 标准化误差	C. R. 临界比率	P 值	Label 标记	标准化回归系数估计
U1 宏观协同能力↔U2 中观协同能力	0.404	0.045	8.963	***	par_ 8	0.863
U1 宏观协同能力↔U3 微观协同能力	0.326	0.040	8.080	***	par_ 9	0.787
U2 中观协同能力↔U3 微观协同能力	0.362	0.043	8.499	***	par_ 10	0.857
V2 战略协同←U1 宏观协同能力	1					0.844
V1 文化协同←U1 宏观协同能力	0.970	0.064	15.263	***	par_ 1	0.843
V4 信息协同←U2 中观协同能力	1					0.849
V3 制度协同←U2 中观协同能力	0.969	0.054	17.879	***	par_ 2	0.854
V5 资源协同←U2 中观协同能力	0.842	0.053	15.822	***	par_ 3	0.804
V6 组织协同←U2 中观协同能力	1.003	0.060	16.839	***	par_ 4	0.827
V8 契约协同←U3 微观协同能力	1					0.756
V7 创新协同←U3 微观协同能力	1.114	0.077	14.520	***	par_ 5	0.849
V9 业务协同←U3 微观协同能力	0.985	0.085	11.602	***	par_ 6	0.716
V10 流程协同←U3 微观协同能力	1.127	0.091	12.362	***	par_ 7	0.779

注：***表示 $P<0.001$。

表 6-11 中，未标准化回归系数为 1 的表示这两个变量之间关系是解释其他变量关系的参照，例如以 V2 战略协同能力对"宏观协同能力"

的影响"1"为参照，V1 文化协同对该潜变量的影响为 0.970。标准化回归系数则表示多个自变量对因变量相对作用大小。可以发现，V2 战略协同能力对宏观协同能力的影响比另外一个指标更大，V3 制度协同对中观协同能力的影响比另外三个指标更大，V7 创新协同对微观协同能力的影响比另外三个指标更大。另外，要考察模型结果中估计出的参数是否具有统计学意义，通过 C.R. 值和 P 值来判断，由于所有的 P 值都是<0.001 的，因此可认为所有的回归系数在 95%的置信区间下具有统计学显著性，各路径是合理存在的。

检查模型是否出现违反估计，考量参数估计值的结果。学者 Hair等提出若出现以下情形，则出现违反估计：负误差方差；标准化参数系数大于等于 1；非常大的标准误差。从表 6-12 所示的模型基本适配指标结果来看，没有出现违反估计。

表 6-12　　　　　　　　　　　模型基本适配指标验证

	方差估计	S. E.	C. R.	P	Label
U1 宏观协同能力	0.459	0.057	8.105	***	par_ 11
U2 中观协同能力	0.477	0.056	8.526	***	par_ 12
U3 微观协同能力	0.373	0.053	7.013	***	par_ 13
e2	0.186	0.026	7.246	***	par_ 14
e1	0.175	0.024	7.260	***	par_ 15
e4	0.184	0.020	9.040	***	par_ 16
e3	0.166	0.019	8.934	***	par_ 17
e5	0.186	0.019	9.794	***	par_ 18
e6	0.222	0.023	9.533	***	par_ 19
e8	0.279	0.029	9.575	***	par_ 20
e7	0.179	0.023	7.636	***	par_ 21
e9	0.345	0.034	10.192	***	par_ 22
e10	0.307	0.033	9.329	***	par_ 23

(三)模型修正

建立模型的卡方值(chi-square)为 143.421,自由度为 32,$P <$ 0.001,模型被拒绝。考虑通过执行修正指数对模型修正,修正指数 (modification index,M. I.)结果如表 6-13 所示。双箭头部分是残差变量 间的协方差修正指数,M. I. 值表示如果在两个可测变量的残差变量间 增加一条相关路径会减少模型的卡方值;单箭头部分是变量间的回归权 重修正指数,M. I. 值表示如果在两个变量间增加一条因果路径至少会 减少模型的卡方值。Par Change 表示对模型做出改变时,对应的变量关 系变化。如建立 V5 和 V10 之间的残差相关的路径(e5 和 e10 建立关 系),将使卡方值减少 39.456,二者的协方差增加 0.107。

表 6-13   修正指标结果

			M. I.	Par Change
covariances				
e10	↔	U3 微观协同能力	6.413	−0.037
e10	↔	U1 宏观协同能力	6.622	0.045
e7	↔	U3 微观协同能力	5.216	0.026
e8	↔	e10	17.91	−0.087
e8	↔	e7	17.26	0.069
e6	↔	e9	5.153	−0.044
e6	↔	e7	4.576	0.033
e5	↔	U2 中观协同能力	4.038	−0.022
e5	↔	U1 宏观协同能力	5.28	0.031
e5	↔	e10	39.456	0.107
e5	↔	e9	5.26	0.04
e5	↔	e7	10.14	−0.044
e5	↔	e8	15.388	−0.063
e3	↔	U3 微观协同能力	8.944	−0.034
e3	↔	e10	4.258	−0.034

			M. I.	Par Change
covariances				
e4	↔	U1 宏观协同能力	4. 154	−0. 028
e4	↔	e10	5. 757	−0. 042
e4	↔	e9	6. 977	0. 048
e4	↔	e5	5. 38	−0. 031
e1	↔	e6	4. 496	−0. 033
e2	↔	e10	4. 977	0. 042
e2	↔	e5	8. 317	0. 042
e2	↔	e4	6. 089	−0. 037
regression weights				
V10 流程协同	←	V8 契约协同	6. 809	−0. 118
V10 流程协同	←	V5 资源协同	18. 326	0. 216
V10 流程协同	←	V2 战略协同	5. 576	0. 108
V7 创新协同	←	V8 契约协同	6. 737	0. 096
V7 创新协同	←	V5 资源协同	6. 836	−0. 108
V8 契约协同	←	V10 流程协同	6. 099	−0. 096
V8 契约协同	←	V5 资源协同	5. 194	−0. 109
V5 资源协同	←	V10 流程协同	15. 187	0. 124
V5 资源协同	←	V8 契约协同	4. 458	−0. 074
V5 资源协同	←	V2 战略协同	4. 145	0. 071
V3 制度协同	←	V10 流程协同	4. 08	−0. 063
V4 信息协同	←	V9 业务协同	4. 28	0. 071

学者 Bagozzi 和 Yi(1988)提出使用 0. 05 的显著性水平为准则,修改指数 M. I. 大于 3. 84 时,释放相应的参数,将显著提高模型。使用修正指数修改模型时,原则上每次只修改一个参量,从最大值开始估算,同时考虑其实际意义及理论依据。经过 X 次修正,最终得到模型适配

度指标见表6-14。根据评价标准，修正后的模型整体拟合度良好，各项指标均符合良好的标准。公立医疗集团协同能力构成因素结构方程模型路径图如图6-4所示。

表 6-14   **模型修正前后适配度指标结果**

模型适配度指标	修正前指标结果	修正后指标结果	适配标准	修正后模型适配判断
最小卡方值（CMIN）	143.421	37.057	越小越好	良好
自由度（DF）	32	25		
卡方自由度比值（CMIN/D）	4.48	1.48	小于3优良，3～5可接受	良好
P 值	<0.001	0.057	>0.05	良好
残差均方根（RMR）	0.027	0.016	小于0.05，越小越好	良好
拟合优度指数（GFI）	0.900	0.973	大于0.9，越大越好	良好
调整拟合优度指数（AGFI）	0.828	0.940	大于0.8，越大越好	良好
规范拟合指数（NFI）	0.926	0.981	大于0.9，越接近1越好	良好
增值拟合指数（IFI）	0.942	0.994	大于0.9，越接近1越好	良好
比较拟合指标（CFI）	0.942	0.994	大于0.9，越接近1越好	良好
近似误差均方根（RMSEA）	0.113	0.042	小于0.05 小于0.08	良好 良好 可接受

（四）模型路径效果分析

表 6-15 所示是结构方程模型各变量之间的路径关系，由表中数值可得，在 0.05 的显著水平下，宏观、中观、微观协同能力是显著相关

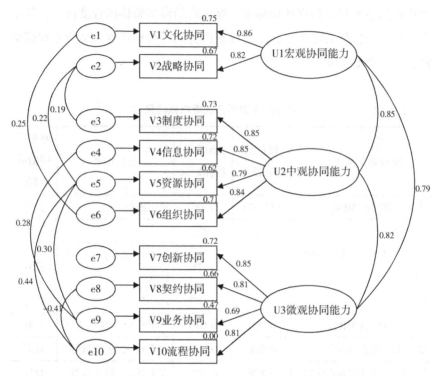

图 6-4　修正后的公立医疗集团协同能力构成因素结构方程模型路径图

的，而且具有很强的正相关性，也就是说，对于一个公立医疗集团来说，它的各种协同能力并不是单独提升的，只有兼顾各个方面的协同因素，才能全面提升协同能力；而且这三个层面的协同能力也不是孤立存在的，只要一个方面的协同能力出现问题，那么其他的方面势必会受到影响。另外，根据估计值的不同，我们可以得到宏观协同能力与中观协同能力之间的关联性最大（标准化回归系数 0.848），中观协同能力与微观协同能力之间的关联性次之（标准化回归系数 0.815），宏观协同能力与微观协同能力之间的关联性第三（标准化回归系数 0.786）。由此，假设 5、6、7 得到了验证：

　　假设 5：宏观协同能力与中观协同能力存在正相关。

　　假设 6：宏观协同能力与微观协同能力存在正相关。

　　假设 7：中观协同能力与微观协同能力存在正相关。

表 6-15　公立医疗集团协同能力结构方程模型标准化回归系数

				标准化回归系数	P 值
潜变量之间	U1 宏观协同能力	↔	U2 中观协同能力	0.848	***
	U1 宏观协同能力	↔	U3 微观协同能力	0.786	***
	U2 中观协同能力	↔	U3 微观协同能力	0.815	***
潜变量与观测变量之间	V2 战略协同	←	U1 宏观协同能力	0.819	***
	V1 文化协同	←	U1 宏观协同能力	0.865	***
	V4 信息协同	←	U2 中观协同能力	0.851	***
	V3 制度协同	←	U2 中观协同能力	0.852	***
	V5 资源协同	←	U2 中观协同能力	0.788	***
	V6 组织协同	←	U2 中观协同能力	0.843	***
	V8 契约协同	←	U3 微观协同能力	0.81	***
	V7 创新协同	←	U3 微观协同能力	0.848	***
	V9 业务协同	←	U3 微观协同能力	0.687	***
	V10 流程协同	←	U3 微观协同能力	0.813	***

注：***表示 $P<0.001$。

第七章　我国公立医疗集团协同能力综合指数分析

第一节　综合指数方法简介

综合指数法是指在确定一套合理的经济效益指标体系的基础上，对各项经济效益指标个体指数加权平均，计算出经济效益综合值，用以综合评价经济效益的一种方法。即将一组相同或不同的指数值通过统计学处理，使不同计量单位、性质的指标值标准化，最后转化成一个综合指数，以准确地评价工作的综合水平。

本研究使用综合指数法，根据公立医疗集团协同能力理论模型，计算公立医疗集团协同能力综合指数，对公立医疗集团协同能力进行量化分析。

第二节　公立医疗集团协同能力综合指数定义

在前章中，我们对变量的测量进行了分析，构建了公立医疗集团协同能力的测量模型(图 6-1)。该模型为一个二阶因素测量模型，二阶因素为公立医疗集团协同能力，一阶因素为宏观协同能力、中观协同能力、微观协同能力。根据测量模型和本书对宏观协同能力、中观协同能力、微观协同能力的界定，我们推导出宏观协同能力、中观协同能力、微观协同能力、公立医疗集团协同能力的测量公式。

(1)宏观协同能力(HG)计算公式为：

$$HG = \sum \alpha_m \left[\sum \lambda_i k(n, m, i) \right]$$

其中，$k(n, m, i)$表示第 n 个被调查者对第 m 个构面第 i 个测量项目的分值，λ_i 表示第 i 个测量项目的权重，α_m 表示第 m 个构面的权重。

(2)中观协同能力(ZG)计算公式为：

$$ZG = \sum \beta_m \left[\sum \mu_i j(n, m, i) \right]$$

其中，$j(n, m, i)$表示第 n 个被调查对象对第 m 个构面第 i 个测量项目的分值，μ_i 表示第 i 个测量项目的权重，β_m 表示第 m 个构面的权重。

(3)微观协同能力(WG)计算公式为：

$$WG = \sum \gamma_m \left[\sum \rho_i h(n, m, i) \right]$$

其中，$h(n, m, i)$表示第 n 个被调查对象对第 m 个构面第 i 个测量项目的分值，ρ_i 表示第 i 个测量项目的权重，γ_m 表示第 m 个构面的权重。

(4)公立医疗集团协同能力可由以下公式来表示：

$$XT = \xi_1 HG + \xi_2 ZG + \xi_3 WG$$

其中，XT 表示公立医疗集团协同能力，HG 表示宏观层面的协同能力，ZG 表示中观层面的协同能力，WG 表示微观层面的协同能力，各个构面的测量如前所述，ξ_1、ξ_2、ξ_3 分别为相应的权重。

(5)根据以上分析，定义公立医疗集团协同能力综合平均指数公式为：

$$I_{XT} = \frac{1}{S} \cdot \frac{1}{R} \sum_{n=1}^{R} XT$$

其中，S 表示标准值，R 表示被调查总人数。由于协同能力是正向指标，理论上越大越好，因此标准值 S 可取最大值5。I_{XT}理论取值范围为0~1。

第三节 不同模式公立医疗集团协同能力
综合指数研究

一、紧密型公立医疗集团协同能力综合指数研究

(一)选取的紧密型公立医疗集团情况

在本节中,我们选取了3个紧密型公立医疗集团,在每个公立医疗集团内选取40名高层和中层管理人员(包括行政部门和临床科室)进行问卷调研,共回收有效问卷113份,回收率94.17%。

选取的这三所紧密型公立医疗集团情况比较类似,基本情况如下:

(1)主要是以兼并融合、资产重组的形式成立的医疗集团,具体来说是以实力较强的城市大型三级甲等综合医院为核心医院,与实力较弱的城市医院或区级医院实施合并重组,以实现城市医疗资源的重新配置和优化。

(2)医疗集团成立的时间都在两年以上,最长的已达十余年,医疗集团各方面的运营以及集团内部医院间的协同合作都已经走上正轨,集团化发展的经验已经比较成熟。

(3)合并重组后,两院进行了组织机构的融合,主要是实施一个医院、两个院区的管理体制,两个院区一个法人,一套领导班子,实行集团内部人、财、物统一调配、一体化管理,两院资源共享。对医疗、科研、教学、后勤等实行全面垂直化管理,建章建制,形成统一遵循的各种基本工作制度。薪酬制度一致、绩效考核制度一致,根据不同院区不同科室实际情况来计算。不同院区各职能部门和医技科室在统一领导和管理下又具有相对独立的工作体系。

(4)合并重组后,核心院区长期和短期选派业务技术骨干到分院区担任科室主任、坐诊、手术,充实分院区的技术力量,作为学科带头人带领分院区业务部门提高技术水平,同时也加强对各院区医务人员的培训、学习,以保证分院区医疗质量和服务水平能够达到和核心院区

一样。

（5）医疗集团在发展过程中，以可持续发展为理念、以医院文化融合为核心、以资源重组为主体，注重不同院区的功能定位、差异化互补化发展。较薄弱医院合并为分院区后，医院管理水平、医疗服务技术、医疗业务量、医院经营绩效、员工工作积极性显著提高。

（二）确定权重和计算综合指数值

根据公立医疗集团协同能力理论模型，构建紧密型公立医疗集团协同能力二阶验证性因素分析模型；其中，一阶因素为宏观协同能力、中观协同能力、微观协同能力，二阶因素为公立医疗集团协同能力。将问卷调研所获得的紧密型公立医疗集团数据代入此模型，采用 IBM SPSS AMOS 20.0 计算，可得结果如图 7-1 所示。在标准化估计值模型中，协同能力要素"文化协同"和"战略协同"对应的一阶因素"宏观协同能力"的因素负荷量分别为 0.800 和 0.811；协同能力要素"制度协同""信息协同""资源协同""组织协同"对应的一阶因素"中观协同能力"的因素负荷量分别为 0.823、0.842、0.728 和 0.835；协同能力要素"创新协同""契约协同""业务协同""流程协同"对应的一阶因素"微观协同能力"的因素负荷量分别为 0.846、0.761、0.713、0.819。三个一阶因素"宏观协同能力""中观协同能力""微观协同能力"在二阶因素"公立医疗集团协同能力"的因素负荷量分别为：0.827，0.961，0.845。根据这些因素负荷可以计算出各层级权重。测量项目对其上级要素的权重取平均值。

根据公立医疗集团协同能力综合平均指数公式，测量项目分值、各层级权重，计算得到紧密型公立医疗集团协同能力综合平均指数值为：$I_{XT} = 0.8428$。指数值的理论值在 0～1 之间，指数值越接近 1 说明协同能力越强。

其中，宏观协同能力分值：HG = 4.3805；

中观协同能力分值：ZG = 4.1313；

微观协同能力分值：WG = 4.1431；

公立医疗集团协同能力分值：XT = 4.2134。

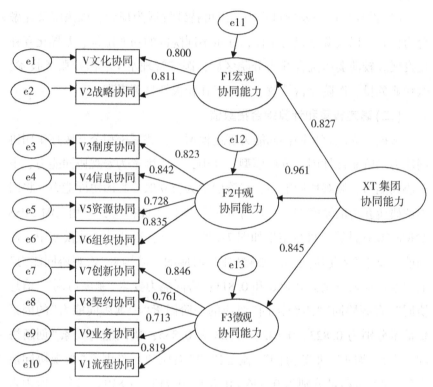

图 7-1　紧密型公立医疗集团协同能力二阶验证性因素分析模型

每个要素的平均得分如表 7-1 所示。

表 7-1　紧密型公立医疗集团协同能力测量模型要素分值情况

宏观层		中观层		微观层	
要素	平均分值	要素	平均分值	要素	平均分值
文化协同	4.3835	制度协同	4.1416	创新协同	4.1062
战略协同	4.3776	信息协同	4.1106	契约协同	4.2478
		资源协同	4.1976	业务协同	4.2124
		组织协同	4.0841	流程协同	4.0236

二、半紧密型公立医疗集团协同能力综合指数研究

(一)选取的半紧密型公立医疗集团情况

在本节中,我们选取了4个半紧密型公立医疗集团,在每个公立医疗集团内选取40名高层和中层管理人员(包括行政部门和临床科室)进行问卷调研,共回收有效问卷152份,回收率95.00%。

选取的这四所半紧密型公立医疗集团的总体基本情况如下:

(1)主要是以跨地区委托管理的形式成立的医疗集团,具体来说是由实力雄厚的省部级、市级三级甲等综合医院,与周边县市的三甲或二甲医院签署托管协议,实行整体托管。

(2)医疗集团成立时间都在两年以上,经过前期的摸索和磨合,目前托管医院和被托管医院之间合同协作良好,运行平稳。

(3)半紧密型A组医疗集团:被托管医院本身就是鄂南地区最大的综合性三甲医院,而托管医院是一所历史悠久、综合实力雄厚的全国优秀部属医院,有着先进的管理理念、医疗技术和科研实力。托管医院从人、财、物等方面对被托管医院进行了全面的经营和管理,托管医院对被托管医院有经营决策权、中层干部的任免和人事调动权。在托管期内,双方在坚持"真诚合作、互利双赢、风险共担、可持续发展"的前提下,被托管医院保持资产权属不变、行政隶属不变、医院性质与基本功能定位不变、财政拨款保障水平不变、职工身份及收入待遇不变"五个不变"。托管医院则对其输入科学的管理模式、先进的医疗技术、优秀的人才等,派驻院长及相关管理人员,常年派专家到被托管医院坐诊、住院查房、手术,使被托管医院的医疗质量和管理水平不断提高,社会效益和经济效益明显提升,跻身周边同类医院综合实力先列。

半紧密型B组医疗集团:被托管医院是该市最大的综合性二甲医院,由实力雄厚的省属三甲大医院进行托管。整体托管后,托管医院在坚持"联想、联心、联动、共建、共赢"的原则下开展工作,医院性质及功能不变、资产权属不变、职工身份不变、上级政策不变。成立由托管医院、被托管医院所在城市卫生与计划生育委员会、被托管医院三方

组成的医院管理委员会，制定医院管理委员会章程，全面监督被托管医院，实行医院管理委员会领导下的院长负责制。托管医院派驻院长和管理团队，全面提高科学管理水平；加强学科建设发展一批优势学科；实施人才兴院，培养中青年骨干，同时免费接受被托管医院进修人员；推广高新技术；实施分级诊疗，并实行双向转诊制度；遇到疑难杂症的患者，将其直接转入托管医院进行治疗，转诊手续不再复杂；在托管医院治疗后，患者还可以直接转回被托管医院进行护理、康复治疗。托管几年来，被托管医院以托管协议为基础，以专科建设为主题，以规范管理为主线，以提高医务人员素质为动力，充分借助托管医院品牌和综合优势，提高办院质量，提高员工福利，实现医院全面协调可持续发展。

半紧密型 C 组医疗集团：被托管医院是一所县级中医院，近年来发展受局限，托管医院是地理位置较近但属于另外一省的城市大型三级综合医院。托管医院先期派驻医护人员到被托管医院，以儿科建设为重点，开展帮扶工作，效果明显，后来进一步整合资源，以"业务协助、人才培养、资源共享、共同发展"为思路，组建了医疗联合体，在被托管医院所处县县政府为主任的管理委员会领导下开展工作，同时成立联合体监事会，履行监管职能。按照"属地化管理"原则，被托管医院继续执行该省医改及相关医疗价格政策，其政府补偿机制不变，行政、业务管理权限不变，实行独立核算、自负盈亏。被托管医院由托管医院全面接管、联合发展，由托管医院派驻院长、管理干部、专家、学科骨干。被托管医院和托管医院建立预约挂号、双向转诊、大型检查设备"三个绿色通道"，逐步实现基层首诊、分级诊疗、急慢分治、双向转诊的诊疗模式；逐步建立完善临床检验、药品器械采购管理、临床技能培训、信息资源共享"四个中心"，使两家医院分工协作、资源共享、无缝衔接、高效运行。医疗联合体还吸纳了省内外 40 多家县级、乡镇级医疗机构，不改变各成员单位隶属性质，不分机构规模大小和实力技术强弱，主要以托管医院为龙头，坚持以病人为中心，通过成员单位之间人才、技术、设备、科教、培训、双向转诊和信息交流等方面的互动互助，实现资源共享、优势互补、共同发展。

(4)被托管医院跨地区甚至是跨省交由托管医院全面托管经营，是当地医药卫生体制改革创新的重大突破，也是优化区域卫生资源配置、提升居民健康保障水平的迫切需要。托管医院和被托管医院的合作，极大地方便了普通县级、地级市群众就地就近享受省会城市、大城市优质医疗资源。

(二)确定权重和计算综合指数值

根据公立医疗集团协同能力理论模型，构建半紧密型公立医疗集团协同能力二阶验证性因素分析模型；其中，一阶因素为宏观协同能力、中观协同能力、微观协同能力，二阶因素为公立医疗集团协同能力。将问卷调研所获得的半紧密型公立医疗集团数据代入此模型，采用 IBM SPSS AMOS 20.0 计算，可得结果如图 7-2 所示。在标准化估计值模型中，协同能力要素"文化协同"和"战略协同"对应的一阶因素"宏观协同能力"的因素负荷量分别为 0.861 和 0.783；协同能力要素"制度协同""信息协同""资源协同""组织协同"对应的一阶因素"中观协同能力"的因素负荷量分别为 0.772、0.772、0.806 和 0.746；协同能力要素"创新协同""契约协同""业务协同""流程协同"对应的一阶因素"微观协同能力"的因素负荷量分别为 0.825、0.804、0.760、0.738。三个一阶因素"宏观协同能力""中观协同能力""微观协同能力"在二阶因素"公立医疗集团协同能力"的因素负荷量分别为：0.741，0.933，0.783。根据这些因素负荷可以计算出各层级权重。测量项目对其上级要素的权重取平均值。

根据公立医疗集团协同能力综合平均指数公式，测量项目分值，各层级权重，计算得到紧密型公立医疗集团协同能力综合平均指数值为：$I_{XT} = 0.7509$。指数值的理论值在 0~1 之间，指数值越接近 1 说明协同能力越强。

其中，宏观协同能力分值：HG = 4.0492；

中观协同能力分值：ZG = 3.5947；

微观协同能力分值：WG = 3.6660；

公立医疗集团协同能力分值：XT = 3.7545。

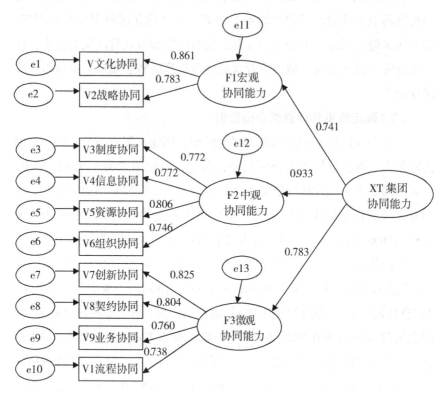

图 7-2　半紧密型公立医疗集团协同能力二阶验证性因素分析模型

每个要素的平均得分如表 7-2 所示。

表 7-2　半紧密型公立医疗集团协同能力测量模型要素分值情况

宏观层		中观层		微观层	
要素	平均分值	要素	平均分值	要素	平均分值
文化协同	4.1239	制度协同	3.5592	创新协同	3.7083
战略协同	3.9671	信息协同	3.5197	契约协同	3.8421
		资源协同	3.6360	业务协同	3.6908
		组织协同	3.6645	流程协同	3.4013

三、松散型公立医疗集团协同能力综合指数研究

(一)选取的松散型公立医疗集团情况

在本节中,我们选取了 3 个松散型公立医疗集团,在每个公立医疗集团内选取 40 名高层和中层管理人员(包括行政部门和临床科室)进行问卷调研,共回收有效问卷 108 份,回收率 90.00%。

选取的这 3 个松散型公立医疗集团总体基本情况如下:

(1)主要是以技术帮扶、技术合作为主而成立的医疗集团,具体来说是由实力较强的城市三级综合医院或县级综合医院,对其他医院、社区卫生服务机构和乡镇卫生院实行技术上的合作或帮扶。

(2)这种松散型的公立医疗集团内部成员单位之间的联结关系比较简单,基本上不涉及资产的重组和资源的共享,成员之间还是非常独立的,主要以技术上的联结成立某种联盟或者战略合作伙伴。具体联结措施体现在:下级医疗机构要到上级医院进修、培训;上级医院派医生到下级医疗机构坐诊、查房,或进行公共卫生服务项目的指导;医院之间进行技术合作、人才培养、技术指导、科研合作、实现优势互补等。

(二)确定权重和计算综合指数值

根据公立医疗集团协同能力理论模型,构建松散型公立医疗集团协同能力二阶验证性因素分析模型;其中,一阶因素为宏观协同能力、中观协同能力、微观协同能力,二阶因素为公立医疗集团协同能力。将问卷调研所获得的半紧密型公立医疗集团数据代入此模型,采用 IBM SPSS AMOS 20.0 计算,可得结果如图 7-3 所示。在标准化估计值模型中,协同能力要素"文化协同"和"战略协同"对应的一阶因素"宏观协同能力"的因素负荷量分别为 0.853 和 0.817;协同能力要素"制度协同""信息协同""资源协同""组织协同"对应的一阶因素"中观协同能力"的因素负荷量分别为 0.836、0.738、0.772 和 0.801;协同能力要素"创新协同""契约协同""业务协同""流程协同"对应的一阶因素"微观协同能力"的因素负荷量分别为 0.812、0.803、0.753、0.932。三个一阶因素"宏观协同能力""中观协同能力""微观协同能力"在二阶因素"公立

医疗集团协同能力"的因素负荷量分别为：0.927，0.924，0.933。根据这些因素负荷可以计算出各层级权重。测量项目对其上级要素的权重取平均值。

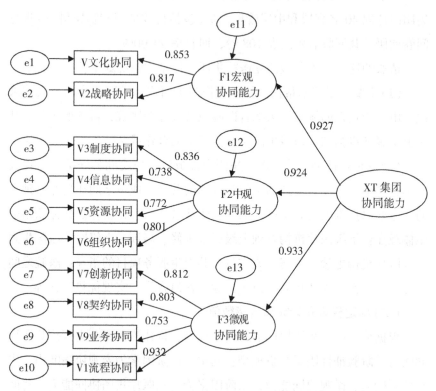

图7-3 松散型公立医疗集团协同能力二阶验证性因素分析模型

根据公立医疗集团协同能力综合平均指数公式，测量项目分值、各层级权重，计算得到紧密型公立医疗集团协同能力综合平均指数值为：$I_{XT} = 0.5766$。指数值的理论值在 0~1 之间，指数值越接近 1 说明协同能力越强。

其中，宏观协同能力分值：HG = 3.3332；

中观协同能力分值：ZG = 2.7926；

微观协同能力分值：WG = 2.5246；

公立医疗集团协同能力分值：XT = 2.8828。

每个要素的平均得分如表 7-3 所示。

表 7-3　　松散型公立医疗集团协同能力测量模型要素分值情况

宏观层		中观层		微观层	
要素	平均分值	要素	平均分值	要素	平均分值
文化协同	3.2593	制度协同	3.1806	创新协同	2.3148
战略协同	3.4105	信息协同	2.4306	契约协同	2.9259
		资源协同	2.3642	业务协同	2.9722
		组织协同	3.1343	流程协同	2.7963

四、结果分析

由以上分析可得：

紧密型公立医疗集团协同能力综合平均指数值 I_{XT} = 0.8428；

半紧密型公立医疗集团协同能力综合平均指数值 I_{XT} = 0.7509；

松散型公立医疗集团协同能力综合平均指数值 I_{XT} = 0.5766。

由于公立医疗集团协同能力综合平均指数值是一个正向指标，理论值范围为 0~1，越接近 1 说明指数值越高、协同能力越强，那么可见紧密型公立医疗集团协同能力综合平均指数值最高，半紧密型公立医疗集团协同能力综合指数值较高，松散型公立医疗集团协同能力综合平均指数值较低。

将协同能力综合平均指数值换算成百分制，则紧密型公立医疗集团协同能力综合分值为 84.28，半紧密型公立医疗集团协同能力综合分值为 75.09，松散型公立医疗集团协同能力分值为 57.66。一般百分制情况，若分值在 60 以下则为不合格，60~70 刚刚合格，70~80 为中等水平，80~90 为良好水平，90~100 为优秀水平，分数越高越好。若以此标准来衡量各不同联合关系公立医疗机构协同能力的情况，可认为紧密型公立医疗集团协同能力水平良好，半紧密型公立医疗集团协同能力水平中等，松散型公立医疗集团协同能力水平较差，没有达到合格标准。

以下结合各联合关系的公立医疗集团的实际情况来分析其协同能力。

紧密型公立医疗集团：百分制下，紧密型公立医疗集团协同能力综合分值为84.28，宏观层协同能力分值为87.61，中观层协同能力分值为82.63，微观层协同能力分值为82.86。紧密型公立医疗集团总体协同能力以及宏观、中观、微观协同能力水平都处于良好水平。原因可能是，我们调研的紧密型公立医疗集团的联合形式是资产合并重组，由两个医院合并成为一个医院，组成一个医疗集团，其实施的是一体化管理。因此，在宏观层面，整个医疗集团两个院区具有一致的战略发展目标，重点建立相同的文化理念和氛围，可以很好地在文化和战略上达到协同一致；中观层面，原先的两个医院组织融合，成立一套领导班子，两个院区规章制度一致，人、财、物统一管理和调配，一个大医院两个院区间信息、资源较容易达到共享，因此在资源、组织、制度、信息方面能够更好地做到协同一致；微观层面，两个医院统一管理，共同开展业务活动、科研活动等，院区之间的上下转诊也比较容易开展、无缝衔接，一个大医院内院区之间检查结果互认更加不成问题，因此在流程、创新、契约、业务等方面能够更好地做到协同一致。综合宏观、中观、微观三个层面的协同能力水平，紧密型公立医疗集团协同能力综合水平比较高。

半紧密型公立医疗集团：百分制下，半紧密型公立医疗集团协同能力综合分值为75.09，宏观层协同能力分值为80.98，中观层协同能力分值为71.89，微观层协同能力分值为73.32。半紧密型公立医疗集团总体协同能力以及中观、微观协同能力水平均处于一般水平，宏观协同能力水平较高一点。原因可能是，我们调研的半紧密型公立医疗集团主要是以全面托管经营的形式联合，由一个医院托管另一个医院，组成一个医疗集团，被托管医院保持原隶属关系不变、医院性质和功能不变、职工身份不变等。在宏观层面，托管和被托管医院之所以能够联结到一起，必然要在医疗集团的发展战略和目标上达成共识，而托管医院对被托管医院实行全面托管经营，也必然会把自己的医院文化、管理理念等植入被托管医院中，因此，被托管医院和托管医院在战略和文化上比较容易达到协同一致，宏观协同能力比较好。在中观层面，托管医院主要是委派院长和部分管理人员到被托管医院实施管理，在组织架构上托管医院和被托管医院还是保持相对独立的；托管医院对被托管医院实施管理，被托管医院内的规章制度可能是依据托管医院施行的规章制度而制定，但是又根据被托管医院的实际情况和特点加以调整；由于被托管医院原隶属关系不变、管理主体不同，在人事管理、绩效考核制度上难以完全协同一致；托管医院和被托管医院主要在人力资源、业务技术、医疗设备、科研等方面实行资源共享，基本上不涉及资金和资产的共享；托管和被托管医院之间，由于还是相对独立的，因此一般也没有建立统一的信息平台等。因此，较之紧密型公立医疗集团，半紧密型公立医疗集团在资源协同、组织协同、制度协同和信息协同这些方面想要完全达到协同一致还是会存在一些阻碍和困难，但比起松散型医疗集团还是会好很多。在微观层面，托管医院和被托管医院会签订托管协议，通过协议来明确双方的权与责，明确托管的具体形式；托管和被托管医院之间一般也会有具体的双向转诊的实施办法和协议，保证双向转诊的可操作性和便捷性以及转诊通道的通畅；被托管医院借助托管医院的品牌、经营理念、营销方式和渠道来发展自己；但是由于托管医院和被托管医院的实力相差较大且相对独立，在业务上的协同发展受到一定限制等。因此，较之紧密型公立医疗集团，半紧密型公立医疗集团在契约协同、业务协同、流程协同、创新协同方面的协同能力可能会弱一些，但比起松散型医疗集团，在这些方面的协同程度还是会高许多。综合宏观、中观、微观三个层面的协同能力水平，半紧密型公立医疗集团协同能力综合水平中等。

松散型公立医疗集团：百分制下，松散型公立医疗集团协同能力综合分值为 57.66，宏观层协同能力分值为 66.66，中观层协同能力分值为 55.85，微观层协同能力分值为 50.49。松散型公立医疗集团总体协同能力以及中观、微观协同能力水平均比较差，宏观协同能力水平稍微好一点。原因可能是，被调查的松散型公立医疗集团都是以技术为纽带联结起来的，由城市医院帮扶社区卫生服务机构，或者是由县级医院帮扶乡镇卫生院，或者两个医院之间的技术合作。在宏观层面，上级医院和下级医疗机构之间虽然比较松散，但还是对联结的战略目标有比较统一的认识，不同医疗机构之间的文化理念至少不能够冲突矛盾，才能够联结成一个联合体或者战略联盟。在中观层面和微观层面，由于上级医院和下级医疗机构之间只存在业务交流、技术支持、培训学习、上下转诊等比较简单的关系，资源共享只涉及业务技术的交流与帮扶，组织协同、制度协同、信息协同基本不存在，流程协同、创新协同、契约协同、业务协同很少涉及。综合宏观、中观、微观三个层面的协同能力水平，松散型公立医疗集团协同能力综合水平低。

第八章 典型公立医疗集团协同发展案例分析

第一节 典型紧密型公立医疗集团协同发展案例

一、青海省西宁市组建紧密型一体化医联体

青海省西宁市地处我国西部地区，自"新医改"以来，西宁市深入贯彻党中央、国务院关于深化医药卫生体制改革的重大决策部署，因地制宜，制定了一系列政策以推动其医疗卫生服务体系建设。为了全面深化公立医院综合改革、创新公立医院管理体制和运行机制、推进紧密型医联体建设，西宁市委、市政府强化顶层设计，打破部门行业监管藩篱、突破行政区域壁垒，高起点谋划、高标准推进，于2016年5月9日印发了《西宁市关于组建紧密型一体化医疗联合体的指导意见》，明确了组建紧密型一体化医疗联合体的总体目标和基本原则，部署了具体工作任务，成立了西宁市第一医疗集团和湟中、湟源县医联体，推进了五项改革和建立了七项机制，并制定了相应保障措施，在全国率先推进市、县、乡、村四级跨区域紧密型一体化医疗集团建设，破解分级诊疗、普通医联体联而不通、联而不畅、失之松散、失之阻滞的医改困局。

西宁市推进紧密型一体化医联体的总体目标是以保障人民群众健康为核心，以提升区域医疗卫生服务能力为主线，以公平可及、群众受益为出发点和落脚点，优化整合区域医疗卫生资源，推动医疗卫生工作重

心下移和优质医疗卫生资源下沉，提高资源利用效率。具体包括落实医联体(医疗集团)管理权、经营权、人事分配权，实现人员调配考核、财务、设备、药品、业务的统一管理，提高基层医疗卫生机构服务能力、服务效率、技术水平、管理水平，为人民群众提供更加优质、高效、安全、便捷的医疗卫生服务。政府层面做好顶层设计，强化规划统筹和政策引领，优化整合城乡医疗卫生资源布局，充分激发各方支持和参与改革的内在动力，以城带乡、以大带小、以强扶弱，构建覆盖城乡的新型医疗卫生服务体系。同时，落实医疗卫生机构功能定位，权责明晰，权责一致，立足优势资源、优势专科，建立双向转诊绿色通道，逐步形成以疾病预防为主，防治结合、基层首诊、双向转诊、急慢分治、上下联动、分级诊疗的医疗卫生服务新格局。

(一)五项改革措施推进

1. 管理体制的改革

医疗集团内各医疗卫生机构法人资格不变、财政补贴政策和渠道不变、核定人员总量不变、功能定位不变、公共卫生职责不变。取消各公立医疗卫生机构的行政级别。医疗集团创新现代医院管理制度，建立科学治理结构和治理机制，搭建组织管理架构，设计董事会、监事会，实行统一管理、分级核算。原市卫计委代表政府履行出资人职责，对医疗集团进行监管和绩效考核，并对集团的发展规划、财政投入、重大项目实施等工作进行指导和服务。医疗集团实行董事会领导下的总院长负责制。董事长兼总院长。按照党管干部原则，医疗集团党委书记、董事长、监事长主席人选由市委研究决定。

2. 运行机制的改革

医疗集团负责理顺各医疗卫生机构间的责、权、利关系，行使人员调配、职务聘任、绩效分配等自主权。统一医疗集团内各医疗卫生机构规章制度、服务标准、技术规范，推进各医疗卫生机构科学化、规范化、现代化管理，提高运行效率。

3. 财政补助核算方式的改革

成立医疗集团总院财务管理中心，强化各医疗卫生机构的成本核算与控制。市县财政部门对医疗集团内各公立医疗卫生机构的各类专项和补助资金，按原标准、原渠道拨付，由财务管理中心统一管理。各级财政要认真落实国家、省、市、县对市县级公立医院和基层医疗卫生机构、村卫生室各项补助政策，建立财政补助逐年增长机制。对政策确认的各级公立医疗机构的历史债务，按原渠道建立债务化解长效机制，逐步化解。

4. 人事分配制度的改革

医疗集团在核定人员总量内，合理调配人员，建立动态调整机制，创新管理方式，逐步实行编制备案制。在岗位设置、收入分配、职称评定、管理使用等方面，按照老人老办法、新人新办法，依据国家有关规定统筹考虑。实行岗位管理制度和聘用制度，人员由身份管理向岗位管理转变，形成能进能出、能上能下的灵活用人机制。制定《西宁市公立医院绩效工资总量核定及考核分配指导意见（试行）》，建立符合医疗行业特点的薪酬制度，着力体现医务人员技术劳务价值，重点向临床一线、基层一线、业务骨干、关键岗位以及有突出贡献的医务人员倾斜。

5. 医保支付方式的改革

医保部门在定点医疗卫生机构、定点零售药店管理和结算方式的基础上，将医疗集团作为职工医保、城乡居民医保的主体定点医疗卫生机构，医保支付总额按上年度城乡居民人均可支配收入的增幅适度上浮，并统一打包付费，建立谈判和合理调整机制。积极探索总额控制下的三、二级医院按病种（组）和按床日付费方式，基层医疗机构按服务量、按人头等复合型付费改革。医疗集团与各医疗卫生机构根据功能定位、服务人群和服务量确定医保基金分配方式和办法，积极支持医疗集团开展城乡居民疾病预防和健康管理工作，充分发挥医保的整体导向和控费作用，提高医保基金使用效率。

（二）七项新机制建立

1. 建立完善药品耗材和大型医疗设备采购机制

为了破除以药补医、降低药品价格虚高、预防和遏制腐败行为，建立药品医用耗材阳光采购机制，实行在省级药品集中采购平台上自行统一采购配送。积极探索以医疗集团为单位的药品耗材集中竞价，联合采购，统一配送机制。在保障质量的前提下鼓励采购国产医用耗材。集中竞价采购溢价部分作为政府对医疗集团的专项补助。加强药品质量安全监管，严格市场准入，保障药品的供应配送和质量安全。按各级医疗卫生机构功能定位和诊疗范围，严格控制、合理配置大型医疗设备。

2. 建立完善人员平行和垂直流动机制

建立医疗集团人员合理流动机制。探索建立医疗集团技术指导、轮岗执业、进修培训、多点执业等机制，加快提升基层医疗卫生机构诊疗能力。严格执行公立医院卫生专业技术人员晋升中高级职称前到基层服务的相关规定。建立到基层工作的医务人员待遇高于原待遇政策。医疗集团总院不得随意将基层医疗卫生机构的临床骨干、全科医生直接抽调到上级医院工作，保持基层卫生人才队伍的稳定。

3. 建立完善资源共享机制

推动同质化、协同化、一体化服务进程，在统一质控标准、保证医疗安全的前提下，实行医疗集团内同级医疗机构检验、检查结果互认，避免重复检查，减轻患者就医负担。加强总院、县级医院重点学科和特色专科建设。鼓励总院将普通门诊、慢病专科门诊下沉到有条件的基层医疗卫生机构，引导城乡居民在基层医疗机构首诊就医，让城乡居民就近享有优质的诊疗服务。

4. 建立完善分级诊疗双向转诊机制

医疗集团内各级医疗卫生机构按照政策规定和各自功能定位及诊疗范围，进一步健全完善分级诊疗、双向转诊全程管理服务制度，优化转诊流程，畅通转诊渠道，积极引导诊断明确、病情稳定的慢性病患者、手术康复期患者下转基层医疗机构治疗和康复。医保部门要积极探索医疗集团内不同级别医疗卫生机构医保差异化支付政策，适当拉开不同级别医疗卫生机构的起付线和支付比例差距。

5. 建立完善绩效考核分配制度

加强对医疗集团的监管与考核，市县原卫计委、人社、财政等相关部门制定绩效考核办法，有卫计部门牵头，定期对医疗集团总院长业务工作目标进行考核，并与绩效工作总额、院长薪酬、任免、奖惩挂钩，建立激励约束机制。

6. 建立完善区域信息联网机制

加强医疗集团信息化建设，打通横向、纵向链接通道，构建以医疗管理、财务管理、人事档案、药品管理、公共卫生等内容的"智慧卫生"体系。建立统一的城乡居民健康数据库，实现信息资源共享。借助现代移动信息技术和智能移动软件技术，推进"互联网+基本公共卫生服务+慢病管理"工作，为群众提供随时化、随地化、随身化服务。加强基础设施建设、基本能力和远程医疗系统建设，运用信息化、智能化装备，面向基层和偏远地区，开展远程病理诊断、影像诊断、专家会诊、手术指导等服务。

7. 建立完善便民惠民长效机制

加强医德医风建设，构建和谐医患关系。认真落实特困患者"五免十减"、26 项便民惠民救助政策。巩固创新基层医疗卫生机构全科家庭责任医生服务、家庭医生签约服务和百姓药箱家庭健康服务"三家"服务模式，做好服务群众"最后一公里"工作，提高群众获得感。

二、青海省西宁市第一医疗集团协同管理发展

2016 年 5 月 29 日，"西宁市第一医疗集团"正式挂牌运行，是全国第一个市县乡村四级紧密型医联体。通过实施"五项改革"，建立"七项机制"，走出了一条财政负担得起、群众承受得了、社会满意度高的医改之路，在降低医疗费用、减轻群众负担、提高医疗保障水平、实现较高健康产出等方面发挥了重要作用，受到了广大人民群众和社会各界的普遍赞誉。

"西宁市第一医疗集团"是以西宁市第一人民医院为核心医院，整合大通县 3 所县级医院、28 所乡镇卫生院(社区卫生服务中心)、289 个村卫生室(社区服务站)组建而成的市、县、乡、村四级紧密型医联体。在政府顶层设计下，相继出台了《西宁市第一医疗集团组建实施方案》《西宁市第一医疗集团领导干部管理办法(试行)》等 14 余份相关配

套文件,从捋顺管理运行机制、人事、资产、财务、卫生管理5个方面进行了细化明确,为医疗集团的协同发展和运行提供了强有力的政策支持和运行保障。对医疗集团管理制度进行规范,分别选举产生了医疗集团第一届董事会、监事会及党员代表大会董事、监事及党员代表,审议通过了《西宁市第一医疗集团章程》《西宁市第一医疗集团监事会职责》等文件,明确了集团的核心理念、目标、管理组织架构、具体流程及年度建设发展目标,为医疗集团协同管理与发展奠定了组织基础。

医疗集团围绕顶层设计改革措施积极落实,促进集团紧密协同发展。一是改革了管理运行机制,在集团内部实行董事会、监事会制度,成立了董事会、监事会,选举产生了集团第一届董事会董事长、副董事长、董事和总会计师、党委副书记、党委委员,成立了集团管理委员会、质量与安全管理委员会、人力资源管理委员会等23个委员会。二是改革财政补助核算方式,在医疗集团成立了集团财务管理中心,完成了第一、第二、第三分院财务移交工作,财务管理从松散型管理向紧密型、一体化管理过渡,实现了集团财务管理的最大化。三是改革人事分配制度,对集团内各级医疗机构人事工作进行了摸底和对接。四是改革医保支付方式,探索将医疗集团作为基本医疗保险定点主体医疗机构统一打包付费,由后付费制度变为预付费制度,社保机构将根据测算情况,先预支基本医疗保险总额的50%给医疗集团,再根据医保实际报付情况进行支付。医疗集团内实现了人事、财务以及设备、药品、业务统一管理,使集团内部成员医疗机构可以进行深入的协同互动,进而在其辐射区域内的医疗卫生服务体系建设工作中起到关键作用。

(一)医疗集团内部实行五统一协同管理

该医疗集团纵向实行"总院—分院—卫生院(社区卫生服务中心)—村卫生室"四级垂直管理体制,横向实行"集团各委员会+相关科室对接"管理模式,并进行统一管理,理顺了集团纵向和横向管理关系,使医疗集团内部各级各类医疗机构的管理逐步统一、科学、规范。集团研究制定了《西宁市第一医疗集团人事管理办法》《西宁市第一医疗集团财务管理制度》《西宁市第一医疗集团分级诊疗制度》等40余个相关配套文件，最终实现各成员医疗机构的人事、财务、设备、药品、业务等统一协同管理。

在人事管理方面，理顺集团人事管理流程，对医疗集团内部各成员医疗机构的临聘人员实行医联体统一招聘，在编人员按原渠道招聘，并制定统一的绩效考核标准。建立人员平行和垂直流动机制，探索医联体技术指导、轮岗执业、进修培训、多点执业等人员合理流动机制。根据基层和县级医疗机构诊疗能力和急需充实的技术，针对性地制定了专家下基层工作实施方案，对集团总院专家下基层业务指导、手术示教、坐诊，基层人员到上级医院培训等工作进行了明确，配套制定了集团专家、主治医师下基层津贴和生活补助办法，解决了下基层专家的待遇问题。

在财务方面，成立医疗集团财务管理中心，财务管理中心统筹对市县乡村四级医疗机构进行成本核算、支出控制和预算管理。集团建立了集团财务管理体系，制定了20多项财务管理制度，规范了各项支出审批流程。财务管理中心对集团财务全面接管，统一管理医联体内部成员机构的财务支出，财务管理已实现紧密型、一体化统一管理，实现资产统一调配。

在设备方面，医疗集团成立后，建立总院、分院联合采购医用耗材的机制，进一步压低耗材价格，降低运行成本。通过集中采购医用卫生耗材、办公用品，使医用卫生材料价格降低了22%，办公用品等耗材价格降低了12.5%，降低了运行成本，集团规模化效益逐步显现。

在药品方面，集团内药品统一管理，集团总部统一招标、统一采购和统一配送，确保医疗集团内部各级医疗机构的药品价格最优，药品种类和数量都可满足需求，解决了基层药品配送不到位的问题，保障了乡镇卫生院、村卫生室的药品配送。

在业务方面，服务同质化、协同化、一体化，集团内资源共享，集团内同级医疗机构检验、检查结果互认。全面移植总院优质管理理念和管理标准要求，统一规范了集团内各级医疗卫生机构的检查、检验工作流程。集团内建立了放射影像、病理、超声、胃镜和电生理诊断"五大中心",集团图像信息统一互通。集团内建立完善了医疗集团分级诊疗及双向转诊机制,建立了高效、便捷的双向转诊绿色通道;进一步明确了医疗集团内各级医疗卫生机构的功能定位及诊疗规范,优化了各分院就诊流程和分级诊疗就医流程,明确了就医程序,改善了患者就医体验。

(二)医疗集团内部成员机构间协同互动

由于集团内部实行人事、财务、设备、药品、业务统一管理,其内部各成员医疗机构成了利益和责任共同体,为医联体内部成员机构进行深入协同互动奠定了基础。医联体内部各成员机构协同互动过程中的举措概括为:质控管理协同、内部信息协同、资源共享协同、技术辐射协同、服务连续协同。

在质控管理协同方面:集团内扎实开展同质化质量控制和管理,制定了《西宁第一医疗集团医疗安全管理和风险防范专项整顿活动实施方案》、《西宁市第一医疗集团医疗质量提升年活动实施方案》等质量管理文件,强化医疗集团内质量管理工作,统一规范集团内各成员机构的工作流程和质量控制,为信息协同、资源协同、技术协同、服务协同等奠定了扎实的基础。

在内部信息协同方面,一是推进"互联网+医疗"服务新模式,通过信息化技术手段建设了总院放射影像、病理、超声、胃镜和电生理诊断中心和总院全景医疗信息系统,实现了集团内总院和分院图像信息的互联互通。同时,完成了医疗集团一体化数据中心机房和远程手术视频建设,对集团分院和卫生院(卫生室)信息系统进行了改造升级和优化。打造了覆盖市、县、乡、村四级远程医疗信息平台,开展视频会诊、教学查房、病例讨论、手术示教等实时化远程服务。二是建设财务管理系统、协同办公系统、健康管理系统、远程手术指导系统、双向转诊系统等医疗集团通用的信息系统。远程手术视频系统用于远程手术教学、远程手术指导、远程应急手术辅导等方面。

在资源共享协同方面,一是成立了放射影像、病理、超声、电生理、胃镜"五大"诊断中心,使总院的优势医疗资源快速辐射到各分院,极大地方便了分院复杂疑难疾病患者的影像诊断等，有效提高了各分院的诊疗水平。二是成立了专家下沉服务团队，根据下级医疗机构需求，选派专家到下级医疗机构开展坐诊、查房、手术、带教、科研、义诊等长期驻点工作和临时下派工作，形成了集团和接收单位双向考核发放绩效工资的长效机制，保障专家下得去，留得住，使基层医护人员有了靠山，稳定了专家队伍，实现了"专家流动服务、患者本地就医"。

在技术辐射协同方面，一是形成了医疗集团培训的长效机制，定期选派基层人员到上级医院进行培训，先后举办医疗集团护士长管理培训班、医疗集团中层干部封闭式管理培训班、继续医学教育项目、临床科研设计、中组部博士团医学大讲堂、护理相关知识培训等各类培训和讲座，进一步提高了基层医务人员业务素质和管理水平。财务管理中心也多次到集团各分院指导工作，举办"财务管理网络审批业务培训班""会计基础规范、医院财务会计制度、基层医疗机构财务会计制度及政府会计准则业务知识培训班"等培训活动，提高基层单位财务人员工作能力，保障集团财务协同管理。二是建立了医疗集团内部各成员机构联合抢救危重症患者、联合开展手术的有效机制，制定了《西宁市第一医疗集团关于联合手术及联合抢救的管理规定及流程》，截至调研时，总院、分院专家联合开展胃体黏膜腺癌全胃切除、宫腔镜下子宫内膜肌瘤切除术、全髋关节置换、有机磷农药中毒等手术40余例，多项技术填补了各分院技术空白，有效提高了基层医疗机构服务和技术水平。

在服务连续协同方面，一是医疗集团成立了健康管理部，各分院成立了健康管理科，负责集团三级公共卫生服务网络组织管理体系运行，强化健康管理和家庭医生签约服务工作，组织开展基本公共卫生服务和重大公共卫生服务项目，推进基层开展公众健康教育和健康促进工作。二是在医疗集团内推进实行家庭健康承包签约服务制，组成了由"全科医生、护士、公卫人员及乡村医生"为核心的"家庭医生签约服务团队"，进一步加强健康知识宣传、疾病预防、慢病管理、基本医疗、公共卫生服务、双向转诊、中医药适宜技术推广等工作。三是建立了高效的医疗集团双向转诊绿色通道，制定了《西宁市第一医疗集团双向转诊工作管理规范(试行)》《关于开展集团内检查、检验结果互认工作的指导意见》,签订了《双向转诊协议书》,进一步完善了集团双向转诊全程追踪服务工作,群众患一般疾病可以在基层医院解决,需向上级医院转院时,由全科医生负责联系上级医院,到上级医院治疗免收挂号费,优先诊疗、优先检查、优先安排住院,患者康复期时,再由上级医院联系下转至基层医院继续进行康复治疗,直至出院。医疗集团内,百姓"小病在基层、大病转上级、康复回社区"的就医模式,以及"基层首诊、双向转诊、急慢分治"的就医新秩序正在逐步形成。对分院无法进行的检查,分院医生可以给患者开具总院检查单到总院检查,使转诊流程更畅通、更快捷,服务更加连续高效。

三、紧密型医疗集团协同互动对区域医疗卫生服务体系建设的作用

紧密型医疗集团组建以来,落实了医疗集团的"管理权""经营权"和"人事分配权",构建了医疗资源新布局,实现了医疗资源四级"一盘棋",形成了医改管理新机制,完善了分级诊疗新秩序,群众得到了"看得见、摸得着"的便利和实惠,使市县乡村四级医疗机构真正结成了责任、资源、发展和服务紧密联合体。

集团内部成员医疗机构协同互动过程中实现了管理同质化、内部信息化、资源共享化、技术辐射化和服务连续化,这个过程中实施的一系列举措共同作用于其区域内的医疗卫生服务体系,进一步促进了医院优质资源下沉、基层服务能力提高、公卫服务网络形成。

(一)医院优质资源下沉

首先,医疗集团成立专家下沉服务团队——"资源共享化"的主要举措之一,促进了医院优质人才资源下沉。实施"两优下沉、双效提质"工程,让集团内各级优质医疗资源和优质人才逐级有序下沉。通过业务指导、手术示教、驻点坐诊等传帮带措施,促进基层医疗卫生机构"输血"和"造血"功能双提升,医疗服务能力和服务效能"双提升"。截至 2017 年 8 月,医疗集团累计选派 90 名专家到下级医疗机构开展长期

驻点工作，下派专家共 374 人次，推广适宜技术 18 项，开展新业务、新技术 92 项，基层 74 人次到上级医院进修培训，联合各类手术 40 余例，培训 3500 余人次。

其次，医疗集团成立五大诊断中心——"资源共享化"的举措之二，可促进医院优质技术资源下沉。集团成立后大力推进"互联网+医疗"服务模式，集团总院通过信息化技术手段成立了放射影像、病理、超声、电生理、胃镜五大诊断中心和总院全景医疗信息系统，依托集团总院，打造了覆盖市、县、乡、村四级远程医疗信息平台，实现了市、县、乡三级远程会诊和远程手术视频指导，充分发挥医联体内集成平台数据互联互通的优势，方便了分院疑难杂症患者的影像诊断，提高了各分院的诊疗水平。截至 2017 年 8 月，集团内已开展了 210 余例远程诊疗业务，实施远程手术指导 13 例，远程信息化指导 79 例，远程培训 100 期。

(二) 基层服务能力提高

首先，医疗集团对所有的成员机构开展同质化质控管理——"管理同质化"的举措，从医疗机构的整体层面提高基层服务能力。医疗集团扎实开展同质化质控管理，先后制定了《西宁第一医疗集团医疗安全管理和风险防范专项整顿活动实施方案》《西宁市第一医疗集团医疗质量提升年活动实施方案》等质量管理文件，强化集团质量管理工作，促使集团质量管理同质化，推进基层医疗机构医疗服务质量优化。

其次，成立专家下沉团队——"资源共享化"的举措，形成医疗集团培训的长效机制和建立医疗集团内部成员机构联合抢救和联合手术机制——"技术辐射化"的举措，从医疗机构的医疗技术层面提高基层服务能力。集团制定了《西宁市第一医疗集团专家下基层工作实施方案》《西宁市第一医疗集团进修培训实施方案》和《西宁市第一医疗集团下派专家奖励性绩效工资发放办法》，建立了联合抢救垂危重症患者、联合开展手术的有效机制，有效提高了基层医疗机构服务水平和管理水平，填补了基层医院的医疗技术空白。2016 年，集团分院、乡镇卫生院 55 人次到上级医院进修学习，总院、分院 45 名专家进驻各级医疗机构开展坐诊、查房、手术、带教、科研、义诊等工作。2016 年下基层专家共开展诊疗近 2000 人次，查房 1000 余人次，会诊 461 人次，巡回医疗 12 次，开展新业务技术、新方法 53 项，总院、分院联合开展手术 30 余例。借助集团总院的技术优势和管理服务经验，分院积极培植本院学科优势，创造自己的"知名品牌"和特色技术。

再次，建立双向转诊绿色通道——"服务连续化"的举措，从医疗机构的功能定位层面提高基层服务能力。医疗集团内部建立了高效的双向转诊绿色通道，进一步明确了基层医疗机构的功能定位及诊疗范围，规范了集团内部各级医疗机构检查检验结果互认工作，保障基层医院上转病人及时住院就医，"小病在基层、大病转上级、康复回基层"的分级诊疗服务模式基本形成。四级紧密型医疗集团双向转诊分级诊疗全程管理模式，为转诊设置了"快捷键"。2016 年该医疗集团总院共计转入患者 448 人，转出 487 人，第一分院转入患者 5478 人，转出 1457 人，第二分院转入患者 114 人，转出 166 人，第三分院转出患者 169 人。截至 2017 年 8 月，医疗集团内部各基层医疗机构上转患者 3892 人，下转患者 3740 人，下转率达到 96.1%。

（三）公卫服务网络形成

首先，成立健康管理部——"服务连续化"的举措之一，从顶层设计上促进医疗集团内公卫服务网络的形成。为了强化健康管理工作，加强集团内的公共卫生服务网络建设，集团于 2016 年 12 月成立了健康管理部，各分院成立了健康管理科，负责机关三级公共卫生服务网络组织管理体系运行，组织开展基本公共卫生服务和重大公共卫生服务项目，推进基层开展公众健康教育和健康促进工作，逐步形成以预防为主、防治结合、上下联动、分工协作的服务格局。

再次，推进家庭医生服务团队签约服务——"服务连续化"的举措之一，从政策实践上促进医疗集团内公卫服务网络的形成。为了促进集团内形成基层首诊、双向转诊、急慢分治的就医新秩序，保障疾病预防、基本医疗公共卫生服务和双向转诊政策的有效落实，医疗集团于 2016 年 12 月制定了《家庭医生服务团队为农村（城镇）居民提供承包制健康服务签约协议书》。通过家庭医生签约团队的承包制服务，进一步加强健康知识宣传、疾病预防、慢病管理、基本医疗、公共卫生服务、双向转诊、中医药适宜技术推广等工作，使居民无病早防，有病早发现、早治疗，居民健康从"疾病治疗"向"健康服务"转变，居民健康档案建档率高出国家标准 10 多个百分点。目前，医疗集团已组成了由"全科医生、护士、公卫人员及乡村医生"为核心的"家庭医生签约服务团队"，并根据大通县人口分布特点，将大通县所辖行政区域"网格化"划归到相应的村卫生室，确保签约居民均能得到签约服务，逐步实现公共卫生服务"走进家庭"，在集团内形成完整的公共卫生服务网络。

（四）惠民便民效果显著

紧密型医疗集团实现了医疗服务各方"一条心"，集团内各医疗机构利益捆绑在一起，对集团实行医保打包预付费方式改革，倒逼医疗集团内各医疗机构主动控制费用，在严格控制医疗费用增长的同时提升医疗服务质量。截至 2017 年 8 月，集团内一、二级医疗卫生机构人均医疗费用较成立前分别降低 1.9% 和 2.2%，患者个人负担一、二级机构医疗费用分别降低 3.1% 和 15.1%。集团内各级医疗机构医疗费用总额涨幅同比下降 15.7%，医保基金支出同比下降 1.1%，医保基金使用效率明显提高。基层就诊人次显著上升，其中一级增长 29.3%，二级增长 6.09%。门诊就诊次均费用药占比总院、分院、卫生院分别下降 17.8%，3.21% 和 7.71%，住院就诊次均费用药占比总院、分院分别下降 13.7% 和 21.53%。

医疗集团内开通了双向转诊绿色通道。对部分已确诊、病情基本稳定的慢性病患者以及手术后进入恢复期的患者，分院将患者连同制定好的治疗方案一起下转至卫生院或村卫生室，让其按照治疗方案对患者进行治疗和康复指导，为患者提供了方便，也节省了一定的医疗费用；对卫生院上转至分院的患者提供优先就诊、检查、住院等便利；对疑难重症或因其他条件限制不能诊治的病人及时上转至总院或其他三级医院，总院为入住病人开通绿色通道，住院起付线由 1500 元降为 900 元。2017 年 1—7 月，集团第一分院下转患者 1510 人次，转往上级医院患者 404 人。

另外，由于基层医疗机构服务能力的提升，通过从上到下逐级下派专家进行驻点指导，有效缓解了城乡之间的就医差距，加之与总院之间联合手术、会诊机制的建立，基层患者在家门口就能享受到总院专家的诊治，普通疾病无须再到西宁三级医院就诊，90%的常见病、多发病、急危重症和部分疑难复杂疾病的诊治、康复能够在县域内得到基本解决，节省了患者在省市三级医院住院时的交通、生活等费用，同时，由于县级医院住院报付比例高，基层群众实现了"花钱少、治病好"的目标，患者满意度进一步提升。

第二节　不同模式医疗集团协同推进分级诊疗情况

2017年4月26日，《国务院办公厅关于推进医疗联合体建设和发展的指导意见》发布，指出通过医联体建设，实现医疗机构功能的定位归位，促进优质医疗资源联动，提升基层医疗服务能力，完善分工协作机制，推动分级诊疗制度实现。本研究除了对四级紧密型一体化医疗集团——青海省第一医疗集团进行调研，收集丰富资料数据外，还对某半紧密型医疗集团进行了调研，以对紧密型医疗集团和半紧密型医疗集团这两种模式进行对比分析，了解不同模式医疗集团医务人员对协同推进分级诊疗的认知和态度情况。

某半紧密型医疗集团基本情况：位于中部地区，是在当地政府协调下，将市里7家社区卫生服务中心在保持中心机构公益性质、独立法人身份、"六位一体"职能不变的前提下将人、财、物交由某市级三甲医院直接管理，形成了医疗集团（医联体），逐步构建成医院、社区卫生服务中心相结合的"1+N"布局，形成分工明确、功能互补、紧密协作的半紧密型医疗卫生服务体系。

一、医务人员对建设医联体推进分级诊疗政策的认知

在接受调查的医务人员中，对国家政策《国务院办公厅关于推进分级诊疗制度建设的指导意见》非常了解的占比20.0%，比较了解的占比32.9%，一般了解的占比41.1%；比较不了解或非常不了解的占比

4.5%和1.5%。可知被调查的医务人员对分级诊疗国家指导意见的了解情况整体较好。但不同模式下医务人员对相关国家政策了解情况存在显著差异，χ^2 值为46.237，$P<0.001$，具有统计学意义。紧密型医疗集团医务人员比半紧密型医疗集团医务人员更为了解分级诊疗国家指导意见（见表8-1）。

表 8-1　　　　两种模式医疗集团医务人员对分级诊疗国家
指导意见的了解情况（$N=872$）

医联体模式	非常了解	比较了解	一般	比较不了解	非常不了解	χ^2	P
半紧密型	64(15.8%)	110(27.2%)	187(46.30%)	32(7.9%)	11(2.7%)	46.237	<0.001
紧密型	110(23.5%)	177(37.8%)	172(36.8%)	7(1.5%)	2(0.4%)		
合计	174(20%)	287(32.9%)	359(47.2%)	39(4.5%)	13(1.5%)		

两种模式下医务人员对本省制定推进分级诊疗制度实施方案了解情况整体较好，表示非常了解的占22.0%，比较了解的占36.0%，一般了解的占36.4%。但不同医联体模式下医务人员对本省分级诊疗制度实施方案了解情况存在显著差异，其卡方值为25.941，$P<0.001$，具有统计学意义。紧密型医联体下医务人员比半紧密型医联体下医务人员更为了解本省推进的分级诊疗实施方案。（见表8-2）

表 8-2　　　两种模式医疗集团医务人员对本省推进分级诊疗
方案的了解情况（$N=872$）

医联体模式	非常了解	比较了解	一般	比较不了解	非常不了解	χ^2	P
半紧密型	73(18.1%)	139(34.4%)	154(38.1%)	32(7.9%)	6(1.5%)	25.941	<0.001
紧密型	119(25.4%)	175(37.4%)	163(34.8%)	10(2.1%)	1(0.2%)		
合计	192(22.0%)	314(36.0%)	317(36.4%)	42(4.8%)	7(0.8%)		

在调查的过程中也发现，紧密型医疗集团从高层管理人员至普通医务人员，对医联体建设和推进分级诊疗相关政策文件的了解和解读是比较透彻的，通过研读相关内部资料得知，这与西宁市第一医疗集团突出顶层重在设计，严格研读国务院、省委省政府关于推进医联体工作的相关文件精神，开展学习研讨会，致力于加强医务人员相关知识的宣传教育，让医务人员真正了解、认同并支持成立医疗集团等措施是分不开的。同时，西宁市第一医疗集团也将政策文件精神贯彻到实际行动中，集团内成立了专门的组织体系、制定了专门的规章制度，积极开展分级诊疗和双向转诊。紧密型医疗集团由于各部门、各环节关系更为紧密、利益更为一致，在文化协同、战略协同、制度协同、信息协同、组织协同等方面更具有优势，在政策制度的上传下达、开展宣传教育、开展学习培训、统一思想和战略部署等方面效果更好。

二、医务人员对以医联体为载体推进分级诊疗的态度

调查两种模式医疗集团医务人员对医联体推进分级诊疗的态度情况，结果显示两种模式医疗集团的医务人员对以医联体为载体推进分级诊疗的态度总体较为积极，但不同模式仍存在差异。特别是在"以医联体为载体能推进双向转诊""医联体能促进'诊疗—康复—长期护理'连续服务模式""医联体能落实不同级别、类型医疗机构功能定位态度情况""医联体能提升基层医疗服务能力，逐步实现'健康守门人'""医联体能加强区域信息化建设""医联体能有效引导群众有序就医，方便群众就近看病"这6个维度方面，紧密型医疗集团医务人员的态度较之半紧密型医疗集团医务人员的态度差异具有统计学意义。紧密型医疗集团医务人员更认同医联体的协同建设和发展能够推进落实分级诊疗制度，具体来说，以医联体为载体能够推进双向转诊、促进连续服务模式的建立、落实不同级别和类型医疗机构的功能定位、提升基层医疗服务能力、促进区域卫生信息化建设、有效引导群众有序就医等(见表8-3)。

表 8-3   两种模式医疗集团医务人员对医联体推进
分级诊疗的态度情况($N=872$)

项目维度	半紧密型组 ($n=404$)		紧密型组 ($n=468$)		χ^2	P
以医联体为载体能推进双向转诊	人数	百分比	人数	百分比		
非常同意	138	34.16%	148	31.62%		
比较同意	168	41.58%	192	41.03%		
一般	68	16.83%	115	24.57%	16.156	0.003
不太同意	17	4.21%	7	1.50%		
非常不同意	13	3.22%	6	1.28%		
医联体能促进"诊疗—康复—长期护理"连续服务模式						
非常同意	147	36.39%	155	33.12%		
比较同意	171	42.33%	166	35.47%		
一般	60	14.85%	121	25.85%	16.234	0.003
不太同意	21	5.20%	21	4.49%		
非常不同意	5	1.24%	5	1.07%		
医联体能落实不同级别、类型医疗机构功能定位						
非常同意	157	38.86%	149	31.84%		
比较同意	153	37.87%	175	37.39%		
一般	68	16.83%	124	26.50%	14.184	0.007
不太同意	21	5.20%	16	3.42%		
非常不同意	5	1.24%	4	0.85%		
医联体能提升基层医疗服务能力,逐步实现"健康守门人"						

续表

项目维度	半紧密型组 （n=404）		紧密型组 （n=468）		χ²	P
非常同意	154	38.12%	147	31.41%		
比较同意	162	40.10%	199	42.52%		
一般	64	15.84%	109	23.29%	15.044	0.005
不太同意	15	3.71%	10	2.14%		
非常不同意	9	2.23%	3	0.64%		
医联体能加强区域信息化建设						
非常同意	149	36.88%	150	32.05%		
比较同意	164	40.59%	184	39.32%		
一般	64	15.84%	123	26.28%	21.931	<0.001
不太同意	20	4.95%	8	1.71%		
非常不同意	7	1.73%	3	0.64%		
医联体能实现区域资源共享，优质资源下沉						
非常同意	149	36.88%	154	32.91%		
比较同意	149	36.88%	192	41.03%		
一般	84	20.79%	102	21.79%	2.947	0.567
不太同意	17	4.21%	14	2.99%		
非常不同意	5	1.24%	6	1.28%		
医联体能有效引导群众有序就医，方便群众就近看病						
非常同意	167	41.34%	173	36.97%		
比较同意	157	38.86%	186	39.74%		
一般	57	14.11%	95	20.30%	12.308	0.015
不太同意	19	4.70%	8	1.71%		
非常不同意	4	0.99%	6	1.28%		

　　本研究还调查了"您认为本区域形成有效分级诊疗格局需要多长时间",以反映医务人员对分级诊疗的态度是否积极乐观,调查结果如表8-4所示。结果表明,大部分被调查医务人员对分级诊疗的态度比较积极,其中认为1~2年可以形成有效分级诊疗格局的有107人(占比12.3%),其中紧密型医联体为73人、半紧密型医联体为34人,认为3~5年可以形成有效分级诊疗格局的有466人(占比53.4%)。但是,两种模式医疗集团医务人员态度有所差异,且差异具有统计学意义($X^2=10.707$,$P=0.013$),紧密型医疗集团医务人员的态度较之半紧密型医疗集团医务人员的态度更为积极,对未来不久时间内本区域形成有效分级诊疗格局更为乐观。

表8-4　　　不同模式医疗集团医务人员对形成有效分级诊疗
格局的展望情况($N=872$)

医联体模式	1~2年	3~5年	6~10年	10年以上	X^2	P
半紧密型	34(8.4%)	222(55.0%)	101(25.0%)	47(11.6%)	10.707	0.013
紧密型	73(15.6%)	244(52.1%)	101(21.6%)	50(10.7%)		
合计	107(12.3%)	466(53.4%)	202(23.2%)	97(11.1%)		

　　为了更好地协同发展、落实和推进分级诊疗制度,西宁市第一医疗集团采取了一系列措施。作为紧密型医疗集团,集团内部权责利分明,各层级医疗机构职能及分工明确。

　　为了推进分级诊疗的实施,集团充分发挥制度紧密协同、组织紧密协同、业务紧密协同、流程紧密协同等优势,集团内总院成立了双向转诊科,制定了相关制度措施,在集团内部开通了双向转诊绿色通道,由专人具体负责双向转诊工作,对外公布了双向转诊联系电话,并与各基层医疗卫生机构签订了《双向转诊协议书》,明确了各自承担的职责及上、下转诊患者指征,使集团内部患者的转诊流程更加畅通、转诊效果更好,集团通过各种相关制度文件的制定与规范,实质性行动及良好效果让医务人员对以集团为载体协同推进双向转诊有了真切的感受,也提升了医务人员的认同感。

半紧密型医疗集团一般较难建立有效的利益分配机制，而紧密型医疗集团内因为人、财、物高度整合与统一，各层级医疗机构利益捆绑一致，集团对内部各级医疗机构有高度的管理权和控制权，能够统一指挥部署。因此，在西宁市第一医疗集团这样的紧密型医疗集团内战略协同能力、资源协同能力、组织协同能力、业务流程协同能力更佳，更加容易构建起"诊疗—康复—长期护理"连续服务模式，这也给紧密型医疗集团内部医务人员更大的信心。

西宁市第一医疗集团率先推行市县乡村四级跨区域紧密型一体化医疗集团建设，已形成"总院—分院—卫生院（社区）—村卫生室"四级垂直管理机制，各层级医疗机构各司其职，使得集团内部各层级医疗机构功能更加有序化和规范化。作为紧密型医疗集团，其制度协同和组织协同能力更强，内部各医疗机构权、责、利及分工划分更为分明，对于集团内部各层级医疗卫生机构的功能定位及诊疗范围更加明确。

西宁市第一医疗集团定期举办"三下乡"活动、义诊活动、开展家庭医生签约服务，让基层群众享受到了家门口的服务。同时，定期组织集团总院专家下基层坐诊、业务指导，基层医生到上级医院进行培训、进修、学习。紧密型医疗集团在资源协同、组织协同、业务协同方面更具优势，西宁市第一医疗集团通过内部积极协调各项医疗资源，集团内部各层级医疗机构逐步实现医疗技术、医疗服务的同质化，让医务人员特别是基层医务人员切实感受到了基层医疗服务能力的提升。

西宁市第一医疗集团注重完善区域信息联网机制，正在构建"智慧卫生体系"、建设"健康西宁"App信息平台，逐步完善"互联网+医疗"，以期为群众提供随时随地随身化的服务。作为紧密型医疗集团，西宁市第一医疗集团战略协同能力、信息协同能力、资源协同能力等更强，集团内部医务人员对于加强区域信息化建设也更具有信心与认同感。

半紧密型医疗集团内容易因利益不完全协调一致而导致各层级医疗机构纵向协作内在动力不足，集团内可能出现大医院"虹吸"患者、上转容易下转难、社区首诊难以落实等问题，可能难以真正做到引导群众实现有序就医。而紧密型医疗集团实现人财物各方面的高度统一，集团内部各层级医疗机构利益趋向一致，紧密型医疗集团战略协同、制度协同、资源协同、组织协同、业务协同、流程协同能够取得更好的效果，更能有效引导群众有序就医，方便群众就近看病。

同时，西宁市第一医疗集团积极组织对国家相关文件精神进行专题解读和学习，对集团改革相关政策、改善医疗服务行动等进行宣传、培训、教育，使得各医务人员更加明确集团的发展战略、核心理念、发展目标、工作具体流程以及年度建设发展目标，了解医疗集团各阶段发展计划，让医务人员更加"看得清、摸得着"集团未来的发展方向，因此，医务人员对于本区域在未来不久时间内可以形成有效分级诊疗格局态度更为乐观积极，更有信心。

第九章　我国公立医疗集团 协同治理结构构建

经过前阶段的研究和分析，我们了解到目前公立医疗集团治理与监管制度建设滞后，存在责任主体和监管主体不明确，许多公立医疗集团内部治理结构和运行方式也并不清晰，很有可能会导致集团内的管理和运行效率低下；集团和各成员医疗机构之间管理层级、责、权、利不明确，在中观协同层面对组织协同、制度协同、资源协同、信息协同形成阻碍，进而也会影响到微观协同层面的流程协同、业务协同、创新协同、契约协同等，从而影响到集团的整体协同性，使集团难以真正的高效协同的可持续健康发展。因此，亟待完善公立医疗集团治理结构与运作方式。而对公立医疗集团实行法人治理改革的探索，可以明确集团的责任主体、监督主体，明确集团内部各医疗机构的组织架构关系，有助于各成员医疗机构明确自身责、权、利，在一定程度上解决上述问题，促进组织协同、制度协同、资源协同、信息协同。

第一节　公立医疗集团法人治理

一、法人治理简介

"法人治理"起源于经济学中的"委托-代理"理论，是公司治理的结构形式，主旨是公司出资人(所有权人)委托具有管理经验的专业人士(经营者)对其公司进行治理，并对经营给予激励、加以约束，实现自身利益的最大化。法人治理首先是从所有权和经营权分离的角度被提出，以权力分工、相互制衡、效率与责任并重为理念，为保障财产所有者利益而在所有者和代理人之间形成的一种契约关系和制度结构。不同学者对法人治理概念的表述不尽相同，但大部分都倾向将法人治理归属于制度构建领域的问题，认为法人治理是一个机制或者体系。

由于"治理"一词从企业界"公司治理结构"中引入，人们普遍将治理结构与企业界中的公司治理等同起来，进而认为只有实行股份制的医院才存在治理问题，这是对公立医院治理的一种误解。其实，只要存在所有者和经营者之间的关系，就存在治理问题。在我国，大多数公立医院是全民所有的国有医院，全体人民委托给政府管理，政府委托给医院的院长经营，在这样的委托代理链中必然存在公司治理中的各种委托代理问题，因此，公立医院的法人治理应运而生。

公立医院法人治理是指为实现公立医院出资者的目的，平衡所有者、经营者以及利益相关者相关利益，对其职责、权利和义务的若干制度化安排。实现公立医院法人治理，可以对公立医院的决策权、执行权和监督权进行重新建构，并使三者适度分离而又相互制衡；使公立医院成为产权清晰、职责和权利明确、管理科学的法人实体，强化竞争、激励、监督和制约机制，建立强有力的医院监管体系，以及高效运转、成本低廉的管理体制和运行机制。公立医院的法人治理一般可以分为两个部分：治理结构和治理机制。内部治理结构包括股东大会、职工代表大会、董(理)事会、监事会、经营班子等形成的权力制衡体系，外部治理结构包括媒体、行业协会、政府、市场等力量的博弈；治理机制包括用人、监督和激励等机制。治理结构和治理机制共同决定了医院的治理效率。

二、公立医疗集团法人治理可行性分析

2010年2月11日，卫生部、中央编办、国家发展改革委、财政部和人力资源社会保障部发布了《关于公立医院改革试点的指导意见》，提出"探索政事分开、管办分开的有效形式，建立协调、统一、高效的公立医院管理体制，科学界定公立医院所有者和管理者的责权，探索建

立医院法人治理结构，推进医院院长职业化、专业化建设"。即是对公立医院法人治理的具体要求。这促进了公立医院法人化的落实，赋予了公立医院自主经营权，推动了公立医院在市场经济中的有序发展，也为医疗集团法人治理提供了政策基础。2017年，国务院办公厅在《国务院办公厅关于建立现代医院管理制度的指导意见》中指出，合理界定政府作为公立医院出资人的举办监督职责和公立医院作为事业单位的自主运营管理权限，实行所有权与经营权分离。这为法人治理结构的所有权与经营权分离提供了实施基础与政策保障。宽松的政策空间与良好的政治生态环境为公立医疗集团法人治理构建了长效、可持续的动力机制。

公立医疗集团由公立医疗机构组建，以公益性为主，是社会医疗服务建设的重要部分。但医疗集团作为经济实体，难以避免市场价值规律的导向。近年来，民营医疗机构逐渐发展壮大，其医疗诊治水平与服务质量不断提高，给公立医疗机构带来竞争压力。通过医疗集团法人治理，可促进粗放型管理模式向精细型管理模式转化，推动公立医疗集团内各级医疗机构的专业化运行和协同合作，促进分级诊疗的真正落实，在提升自身竞争力的同时实现社会资本的最大化利用。

随着社会经济快速发展，新时代医疗卫生条件不断提高，人们生活方式改变，民主意识不断深化，群众对政府的政务公开要求不断加强，对医疗机构的信息透明度要求也不断提高。法人治理要求医疗集团内部建立完善的监督机制，监督权与经营权分离，使医疗集团更加公正、透明的运行。

纵观国际环境，早在20世纪80年代，美国1/3的医院根据公司法人治理结构进行改革；从20世纪80年代开始，新加坡政府开始对公立医院管理体制改革探索实践，如今新加坡所有公立医院都实现了公司化改革，组建有新加坡保健集团，实现法人治理。近年来，日本推出法人国立医疗机构制度，改变公立医院效率低下的问题。因此，在国际环境下，公立医院法人治理结构改革起步较早，到目前已发展为较成熟的法人治理体系，为我国公立医疗集团法人治理结构的探索提供了比较丰富的经验与模式以借鉴。国内环境下，公立医疗集团法人治理不仅有充足的理论基础，我国也不乏实践经验，如江苏康复医疗集团、深圳罗湖医院集团、鄂东医疗集团等。江苏康复医疗集团组建于 2009 年，组建时间较早，主要由镇江市 2 家三甲综合医院、1 家二级综合医院、9 家基层医疗卫生机构和 1 家妇保所组建。深圳罗湖医疗集团组建于 2015 年，主要由深圳市罗湖区 5 家区属公立医院(二级医院)和 23 家社康中心组建。鄂东医疗集团组建于 2015 年，主要以黄石市中心医院(三级甲等综合医院)为核心组建，黄石市中医医院(三级专科医院)和黄石市妇幼保健院(三级专科医院)为主要成员单位。这三家医疗集团均为较典型的紧密型医疗集团，都建立了法人治理机构，在组织架构上均成立了理事会(决策)、监事会(监督)、运营管理决策层(运营)等，三者既相互独立，又相互制衡，推动了组织成为利益-责任共同体，提高了组织工作效率，也为组织内部资源合理合法流动和配置提供了前提和条件。江苏康复医疗集团中，基层医疗卫生机构服务能力增强，分级诊疗制度逐步形成。深圳罗湖医院集团中，社康中心服务能力提升，普通门诊下沉明显，全科医生数量明显增加，基层医疗机构诊疗量快速增长，辖区居民签约率提高，医务人员的收入与积极性也得以提升。鄂东医疗集团中，人才合理流动，检查结果互认，设备、药品、耗材实现了集中采购、共享与配送。

综合上述分析，我国公立医疗集团实行法人治理结构在政策因素、经济因素、社会因素和技术因素上均具有良好的可行性。

三、公立医疗集团法人治理结构构建

公立医疗集团法人治理结构是以公立医疗集团为单位建立现代法人治理结构，实行医疗集团理事会领导下的医疗集团院长负责制，即在实现公立医院集团化基础上建立法人治理结构，由医疗集团理事会履行政府办医职责，达到实现管办分开和建立法人治理机制的协调统一。

公立医疗集团法人治理结构基本框架见图 9-1。公立医疗集团的法人治理结构由出资人、理事会、监事会、经营管理层组成，分别代表权力机构、决策机构、监督机构和执行机构，各部分相互分离、制衡与

协调。

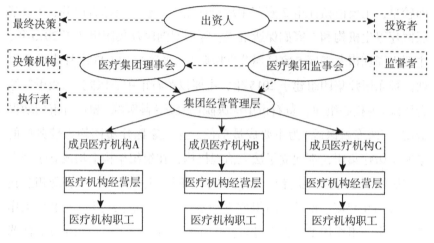

图 9-1　公立医疗集团法人治理结构

1. 出资人

出资人即政府出资方、公立医疗集团的举办主体，对公立医疗集团拥有所有权。出资人的职责：制定、修改医疗集团的章程；决定医疗集团的经营方针和投资计划；将医疗集团的资产委托给理事会管理；承担对医疗集团成员医疗机构的财政投入等。

2. 理事会

医疗集团的最高决策机构，向出资人即政府负责。理事会成员由国有资产管理部门（财政部门、发改委、国资委、卫生部门）代表、医院管理人员、医务人员代表、专家代表、社会人士等组成。理事会的职能：制定医疗集团及内部各医疗机构改革与发展的战略规划、重大方针政策；国有资产投资、保值增值；审批集团年度财务预算决算方案；决定各医疗机构的收益分配方案；聘任或解聘经营层管理人员；决定集团内部管理机构的设置；制定集团的基本规章制度，财务、人事等管理制度；建立成员医疗机构考核绩效标准、督促完成运营目标；对重大科研项目进行审批；实行集团内涉及资本运作及医疗投资事项，服务项目、设备及技术引进，物资、药品招标等方面的重大决策权等。

为达到管理层客观公正与市场相适应的特点，公立医疗集团理事会可由外部理事与内部理事两部分组成。内部理事成员应包含国有资产管理部门代表，如医管局派驻的管理人员，以及医疗集团内各医疗机构管理者或代表等。内部理事成员的选择应公开从组织内部选拔，综合考虑医疗机构在医疗集团中的规模、战略地位等因素，公平公正地配置成员来源比例，防止出现权力垄断，设计轮任机制。外部理事成员的选择应具备社会性，可来自与医疗集团相关的各行各业，如患者、供应商、新闻媒体、研究机构等社会各界，确保外部意见涉及的广泛性；同时兼具权威性，可以从医学界、药学界、法律界、管理学、经济学等学科领域的知名专家、学者中选取，以增加理事会在进行决策时的科学性和准确性，以帮助规避风险的同时提高效益；最后注意外部理事的独立性，不允许其收益与医疗集团的利益相关。

3. 经营管理层

对于涉及资产兼并、融合、重组的紧密型或偏紧密型医疗集团来说，医疗集团内成员医疗机构法人为同一人，即为集团院长，集团院长为集团的法人代表，实行理事会领导下的集团院长负责制；对于通过非资产纽带联合在一起的偏松散型医疗集团来说，集团内成员医疗机构均为二级法人，原法人地位不变，集团为一级法人，集团院长为一级法人代表。集团院长由理事会任命并对理事会负责，拥有医疗集团的经营管理权。

经营管理层可分为集团层面和医疗机构层面两部分。集团垂直管辖集团部门，各医疗机构分别任命执行院长。其中，集团的经营管理层由集团院长、财务总监、人力资源总监、药品总监等构成；各医疗机构的经营管理层由各医疗机构执行院长、中心主任及其副职组成。集团院长职责主要是主持集团的经营管理工作，贯彻执行理事会的决定和决议，对医疗集团层面人、财、物资源实行统一管理；集团内各医疗机构实行院长负责制，执行院长拥有医疗机构的经营与人事管理权，对各医疗机构进行综合管理。

4. 监事会

监事会是医疗集团运行管理的监督机构。监事会可由卫生行政部门、财政部门、劳动保障部门、医院纪检部门、医院工会及医务人员代表等组成，对出资人负责，确保医疗集团的发展方向和国有资产的保值增值等。职权：监督医疗集团的经营效益、管理、财务状况以及国有资产运营和保值增值等情况；对理事会、集团经营层、财务总监、药品总监等的履职行为，对违反法律、法规或章程的行为进行监督，对有损医疗集团和医院利益的行为予以纠正；定期召开会议听取理事会和院长的报告，对理事会和院长的决策与绩效进行监督；向出资人提出提案；对集团经营管理层的任免提出建议，向管理层提出工作质询和改进建议等。

四、公立医疗集团法人治理协同运作方式

在公立医疗集团法人治理情况下，集团的运作方式有利于促进医疗集团的整体协同：在医疗集团内，理事会对医疗集团运行及发展重大事务进行决策；医疗集团对成员医疗机构的人、财、物资源实行统一管理；集团内部各医疗机构实行人才、技术与服务等方面资源共享，业务优势互补并协同发展；医疗集团内制定统一规范和制度，规范医疗服务，建立医疗集团品牌形象，发挥品牌优势；医疗集团内部各医疗机构在经营上实行独立运作与核算，单独考核经营结果。在医疗集团运行中，逐步推动各职能部门一体化、整合化各级医疗资源，促进医疗集团走精细化、体系化医疗服务道路。

第二节　公立医疗集团的监管

在公立医疗集团法人治理结构中，存在委托代理关系。委托代理关系是委托人授权代理人为实现委托人的利益而从事某些活动的契约关系。公立医疗集团的委托代理链较长且存在多委托人。主要由全体人民委托给政府管理，中间经过层层委托，最终委托给医院管理人员经营，

委托链较长加剧了委托过程中的信息不对称问题，并使委托人对代理人的约束力在层层代理中削减。在此委托代理链中，还存在多委托人的情况。我国公立医院的基本建设和固定资产投资决策主要由发改委负责，经费补助由财政部门负责，院长的任免由党的组织部门负责，医疗执业、技术准入和监管由卫生部门负责。这种多委托人关系使国家作为公立医院所有者职能不统一，一旦政府之间缺乏协调，政府将难以有效监管公立医院的行为。

通过构建公立医疗集团法人治理结构，建立专业化、统一化、分工明确、职责清晰的管理团队，明确将医院管理权与所有权分离。在此基础上，建立有效的公立医疗集团多层次监管机制和体系，从集团外层和内层对公立医疗集团进行立体监管，通过多层面监管机制的相互配合协作，使公立医疗集团真正实现监管的高效化。

一、公立医疗集团外层监管

1. 完善公立医疗集团法律制度保障和监管机制配套

公立医疗集团协同治理结构改革和法人治理结构构建需具有相应的法律制度保障和监管机制的研究与创立。国家应依法明确公立医疗集团的地位、任务和作用，明确公立医疗集团的权利和义务，依法保障公立医疗集团的健康发展、公民健康权利和各级政府对公共卫生和基本医疗的责任。公立医疗集团监管相关法律及规则体系应主要包括公立医疗集团运行法律制度、监管机构建立和运行法规、监管机构监管执行规则，以及监管问责法律规章等。通过法律制度保障和监管机制的配套，公立医疗集团法人治理结构要处理好利益相关者参与医疗集团监管和治理的问题，实现各方利益的平衡，从而减少实施过程中的摩擦，广泛调动积极性。

公立医疗集团的外部监管必须以完善的法律法规体系为基本的制度保障，国家层面的相关法律法规，以及地方政府出台的具体规章和制度对于公立医疗集团的规范运行有非常重要的作用。当前，我国对于公立医院的运行尚没有全面的法律法规体系进行规范，对于公立医疗集团的规范运行更是如此；地方政府部门制定的规章制度更多的是针对医疗业务规范进行指导，对医疗机构运行进行规范的规章制度，因为单独部门的权力界限很难发挥有效作用或根本难以成型。因此，完善我国公立医院和医疗集团规范运行的监管法律体系和规则十分重要。首先，要站在政府的宏观高度，提升立法层次，尽快制定各种不同类别的法律规则。其次，建立健全公立医院和医疗集团监管相关法律、制度体系和机制配套，对我国公立医院和医疗集团监管的目的、原则、程序、基本方针和监管机构的权限作出系统、有效的规定。再者，要加强关于公立医院和公立医疗集团监管问责机制方面的立法，并对其具体操作、相关责任作出明确规定。

　　2. 完善公立医疗集团绩效评价体系

　　目前，公立医院和医疗集团绩效评价体系以反映经济类的指标居多，这些经济指标十分重要，反映了当前医院的运营收入情况，也能反映当前医院吸引病人就医的情况，但若过于重视经济指标，将容易忽略医院的公益性和社会性。一些服务类指标，如病人满意度、医德医风等软性指标，缺乏统一的评价和衡量工具及方法，很难科学合理地量化，在评价过程中容易掺杂个人情感，难以公平公正衡量，往往难以客观反映真实情况。并且，当前绩效评价体系重视结果而忽略过程，由于医务人员的奖金、福利等常常与结果指标息息相关，这样会容易引导医务人员的趋利行为。因此，规范病人满意度测评、医德医风考评等软性指标，重视医疗服务过程的评价，如采取反应性指标作为绩效评估的重要指标，以医疗集团社会效益和公益性为核心目标评价，完善绩效评价体系。绩效评价体系由政府、医疗保险机构、医院员工、社会群众等利益相关多方评分，力求评价维度多元、全面，评价结果科学合理、公平公正。

　　3. 完善公立医疗集团信息公开透明

　　应做到院务公开：一是医院发展重大事件和重要决议，包括医院长远规划、重要集体项目、年度工作计划、年度总结、重大基建项目、人事任免、员工招聘等；二是医院财务披露，包括年度预算、决算及收支盈亏、设备采购、药品进货、物资招标等；三是有关职工切身利益的有关披露，例如集体合同的订立、职称晋升聘任情况、社保费用缴纳情况、职工工资奖金发放变动情况、医生进修培训情况等；四是廉洁办公，即领导班子作风建设。院务公开对医院需要公开的事项及时准确地公布，保证员工的知情权，维护员工的监督权，同时开通有效渠道，鼓励员工献言献策。

4. 明确政府监管职能

公立医疗集团协同治理结构改革后，政府行使监督权和问责权，医疗集团本身作为独立的法人实体，政府将人财物的使用权、决策权、支配权、经营权委托给了医疗集团，医疗集团作为整体，接受来自政府及相关部门的外部监管。政府应确保和强化对公立医疗集团的有效监管，从整体上对公立医疗集团开展以社会效益、医疗质量水平为核心的横向、纵向考核并宏观调控。在解决当下政府监督缺失、监督不力或监管混乱问题的同时，让公立医疗集团拥有自主权，更有发展的活力。政府在公立医疗集团多元监管体系的发展完善中起宏观调控的协调及主导作用。

政府在法律范围内和契约式目标管理范围内实行监督。政府可以督促医疗集团建立合同考核体系、绩效评价体系、数据信息系统等，成立医疗集团财务审计机构。合同考核体系可以使医院管理层直接向政府负责，采取年薪制，将医疗集团管理层薪资与医疗集团经济效益、社会效益等挂钩。绩效评价体系由政府、医疗保险机构、医院员工、社会群众等利益相关多方评分，力求公平公正。数据信息系统可以将医疗集团网络与政府网络相连接，使医疗集团信息直接传输到政府及相关部门，使政府及相关部门能够做到实时、事事监控医疗集团的运营情况、医疗业务开展情况等；同时，医疗集团也可以从网络中获得政府最新政策动向、同行业信息等，信息互联互通、流动速度加快，为医疗集团的管理决策提供科学依据。财务审计委员会负责医院的财务审计工作，及时向医疗集团理事会、监事会提供财务报表，方便其决策和监管；及时向政府出示医疗集团的各项财务报表，辅助政府完成对医疗集团的监督。

政府部门还应完善长效的公立医疗集团医疗质量安全控制评价体系，推进医疗集团监管的制度化、规范化、法治化，建立公立医疗集团监管的长效机制。

5. 建立公立医疗集团监管委员会

这项工作可以分为近期和远期两部分。近期可以建立公立医疗集团外层监管委员会，由当地政府及相关部门代表组成，包括财政局、审计局、发改委、卫生局等。公立医疗集团作为政府授权举办社会公共医疗服务事业的专门机构，必须实现社会公共利益，具有公益性质。公立医疗集团作为独立的法人实体，对政府委托的国有资产保值增值应负责任。因此，公立医疗集团并不是单纯的企业法人，在保证国有资产有效运行的同时，公立医疗集团的核心功能是代表政府创造社会公共利益，实现社会公益化目标最大化。公立医疗集团外部监管委员会负责对公立医疗集团国有资产的保值增值情况、公立医疗集团公益化目标的实现情况、公立医疗集团执行市委市政府相关政策情况、公立医疗集团重大决策以及集团财务运行情况进行监督和检查，指导督促集团法人更好地履行自身的职能。

远期可以建立"中国医疗集团监督管理委员会"，由国务院直属授权，作为国家对公立医疗集团进行统一宏观监管的核心机构和最高机构。公立医疗集团监管委员会可包含以下职能部门：医疗集团监管政策制定委员会，医疗集团监管监控评估委员会，医疗集团监管问责委员会，医疗集团监管信息委员会等。监管委员会独立于其他国家机关的专职机构，独立于医疗集团监管体系中的任何一种监督执行机构。其主要职能应包括：①依照法律制定、解释并修整对公立医疗集团监督主体、客体及其业务活动监管的规章、规则，维护医疗集团监管秩序，检查各类违法监督行为并执行相关惩处措施。②负责监管、收集、统计并发布相关医疗集团监管的各类信息。③监管从事公立医疗集团监督活动的机构与个人，建立监督注册制度。④监督指导开展公立医疗集团监管活动的机构与个人，组织开展医院监督活动的评估检查。⑤对公立医疗集团监督机构的负责人、高层管理人员实行任职资格管理。⑥开展有关公立医疗集团监督管理的国际交流。⑦承办国务院交办的其他事项。

6. 完善利益相关方监督

卫生行政部门：卫生行政部门受出资人委托，对医疗集团及各成员医疗机构履行行业监管及指导，强化对医疗机构遵守卫生法规政策的监督执法，规范医疗行为，提高服务效率和质量，加强医德医风建设，维护患者公众利益，履行公益性责任，构建和谐医患关系，并根据规划落实公立医疗集团发展的资本性投入。

医疗保险机构：依据一系列明确的医疗保险制度，对公立医疗集团服务价格的公益性和医疗服务的各种收费情况实施监督，加强基金管理、保险经办、使用等环节的监管。对预付给医疗集团及各成员医疗机构的医保资金的使用情况以及医疗机构能否利用医保资金为患者提供高质量的医疗服务进行监督。

医院工会及职工代表：随着医疗集团的建立和内部各项资源的重组，医务人员权益在一定程度上会受到影响。医疗集团成立后，要考虑到如何更好地维护和保障广大医务人员的切身利益，调动医务人员的工作积极性，需要医院工会及职工代表进行监督，并接受群众的建议。

患者及家属代表：公立医疗集团及内部成员医疗机构必须切实履行实现社会公益性目标的职能，为广大患者提供最优化的医疗服务。医疗集团的服务对象，患者、家属及群众有权对医疗机构提供的诊疗服务进行监督，对其中的不足和缺陷提出建议和批评。

医疗专家：在医疗服务提供的过程中，存在一定的医院和患者信息不对称，医疗专家代表主要是从专业性的角度，对医疗机构的服务质量提出专业性的评价和意见，监督医院的专业服务情况。

发改委、财政、人社、审计、物价等部门也要根据部门职责加强对公立医疗集团及内部成员医疗机构的监督检查。

7. 加强立法监督和社会多元监督

公立医疗集团监管的主体必须是多元化的，除了接受政府及相关管理部门、各方利益相关者参与公立医疗集团的监督管理之外，还需要接受立法监督以及社会民众的监督。为了完善公立医院及医疗集团的监管体系，需要形成卫生行政部门与公立医疗集团向当地人民代表大会汇报工作的长效机制，定期举办听证会、听取意见会以及新闻发布会，拓展公立医疗集团与居民之间的有效沟通渠道，及时回应居民的医疗卫生服务需求，提高医疗服务水平，进而缓解医患关系，减少医患矛盾。还可吸纳如病人权益维护组织、民间组织、中介组织、行业自律组织、第三方独立评估机构、媒体机构、公众舆论机构等主体参与到公立医疗集团的监管体系，有效实现公立医疗集团医疗卫生服务的全方位监管。

第三方评估机构作为政府监督执行部门的委托代理者，负责对公立医疗集团资产运营情况和服务能力进行评估；行业协会作为 NGO 组织，是政府监管的重要补充部门，行业协会在行业领域内具有一定的权威，具有一定的法规制定与管理权限，主要在行业准入、职业规范、政策制定以及信息披露等多个方面实现对公立医疗集团的监督行为；新闻媒体和消费者协会都是代表社会公众对公立医疗集团公益性行为进行监督，前者通过网络载体、利用舆论压力实现公立医疗集团的监督，后者通过违规曝光协助政府监督以维护患者的合法权益，并为患者提供真实有效的公立医疗集团服务信息，引导患者理性就医及正确对待医疗纠纷。

二、公立医疗集团内层监管

公立医疗集团内部由各成员医疗机构组成，各医疗机构既是集团分支机构，也有一定的独立性，因此，在政府、相关部门及社会各方对医疗集团外层监督之外，必须形成对医疗集团内部整体及各成员医疗机构运行情况进行监督的监管机制和体系，形成内层监管。

1. 完善公立医疗集团内层监管相关规章制度

现阶段，公立医院及公立医疗机构的运行仍需自负盈亏，对公立医疗集团的运行及国有资产管理应强调公益性，其必须有相关的职责、权力配置的法律和制度保障。政府机构需协助医疗集团进行生存以及发展的相关政策与制度设计。同时，在政府的支持下，公立医疗集团治理结构的改革和治理机制的创新，如完善公立医疗集团的法人治理结构，科学划分管理者与所有者的权责，编制集团院长及成员医疗机构院长的任职资格、选拔及任用办法以及岗位职责，完善集团院长及成员医疗机构院长的激励机制和约束机制等，都有利于公立医疗集团内部有效监管的实现。

2. 推进公立医疗集团医疗信息化建设

推进公立医疗集团信息化建设，有利于医疗卫生服务的责任追溯，信息在医疗集团内各医疗服务领域共享互通，使得全程追踪医疗卫生服务成为可能，从而保证所有参与方责任可追溯；医疗卫生服务收费和服务透明度提高，可有效降低信息不对称，减少医患纠纷；有利于降低医疗卫生服务的监管成本，提高监管效率，有利于及时实行内部监管政策，及时进行行业监管以及内部绩效考核等。

3. 完善公立医疗集团财务制度

实施卫生计生行政部门向公立医疗集团派驻总会计师制度，加强对国有资产的监管，保护国有资产安全，坚持公立医疗集团的公益性和非营利性。加强预算管理和财务分析，防范财务风险，坚持以收定支、收支平衡，保证医疗集团的资产运营健康、平稳，充分发挥全成本核算的优势，进行合理的医院财务风险管理。

4. 充分发挥理事会、监事会作用

公立医疗集团理事会对医疗集团运行情况进行全方位的监督和指导。理事会必须选择一定的外部成员，特别是服务对象代表进入决策层，以确保决议更好地实现公益性目标，以及助于规范公立医院内部管理，防范内部控制风险，确保医疗集团健康发展。

监事会监督医疗集团理事会工作，同时掌握各成员医疗机构的经营管理情况，强化对医疗机构运行的监管，评价理事会工作，保证医疗集团及内部各成员医疗机构的发展不偏离公益性方向。

5. 建立公立医疗集团内层监管委员会

医疗集团内部可成立内层监管委员会，主要对以下方面行使监管职能：财政补助资金的使用效益情况；医疗行业法律法规执行情况；医疗集团内各成员医疗机构经营层的经营管理行为；医疗服务对象的利益维护情况；医院员工的利益维护情况等。集团内层监管委员会和集团外层监管委员会两者结合，可形成立体监管体系。特殊情况下，集团内层监管委员会也可以直接向政府直接报告工作，特别是接受医院员工就提高工作积极性和保障公益性方面的建议，向医院管理层、集团决策层或者向政府提议或报告。

第三节　公立医疗集团内部治理优化

由于公立医疗集团的组建和发展还处于探索实践阶段，许多公立医疗集团的内部治理机制还不够完善，存在一些不足，是制约医疗集团协同发展的重要因素。而完善的公立医疗集团内部治理机制是集团内各医疗机构、各部门协同一致、发挥协同能力、增强协同效应的基础。因此，对于公立医疗集团的内部治理优化提出以下建议：

一、明确法人治理结构，制定内部章程

法人治理结构和章程是医疗集团运行和更好协同发展的基础。配套的组织架构和规章制度能够保证医疗集团从战略制定到实施执行都有据可依，达到提高运行效率的目的。目前，我国大部分医疗集团未具备总体法人地位，资源整合不尽充分，难以发挥协同作用。在组织架构层面，没有理顺集团和成员医疗机构的关系，权、责、利不分明，导致集团决策难以统一或执行效率低下；在集团章程方面，缺乏有效的内部激励机制和约束机制。由于尚未形成利益责任共同体，成员单位往往多从自身利益出发，不具备促进集团整体协同发展的动力。从实践情况来看，一些大型医院把医疗集团当做跑马圈地的工具，这与医疗集团建设的初衷是相违背的。因此，需要在医疗集团内明确法人治理结构，同时制定科学完善的医疗集团法人治理内部章程，如《医疗集团章程》《理事会章程》，制定理事会职责及议事规则，提高决策的效率和科学性，规范权力运行规则。

二、完善集团激励约束机制，建立科学的绩效管理体系

有效的激励约束机制是实现代理成本最小化的重要途径之一。首先，医疗集团应给予集团院长充分的人、财、物管理权，集团医院副院长以下，以及各医疗机构院长都可以由集团院长提名；同时建立院长权力制约机制，集团院长实行聘期制，进行聘期考核，达不到考核目标可解聘，或可制定集团院长罢免程序，即集团院长在任职期间出现重大决策失误、因失职造成医院发生重大安全事故或恶性医疗事故、严重违反国家法律法规的行为等现象，可启动院长罢免程序，以此提高院长规范、正确行使权力的自觉性，形成约束。医疗集团内部管理人员也完全纳入聘任制轨道，能上能下。集团内部可以建立以控制权激励、声誉激励和市场化薪酬激励为主要形式的激励机制；向社会公开招聘经营管理者；建立领导干部任期目标责任制；可引入平衡计分卡等方法，将医疗集团的战略与绩效管理有效结合起来，将集团的战略目标具体化，建立分级分层绩效考核评估体系，理事会建立以考核集团院长为核心的集团绩效考核办法，集团建立对成员医疗机构的考核办法，成员医疗机构建立对科室和医务人员的考核办法。设计对绩效表现进行综合反映的绩效考核指标体系，考核结果与人事分配挂钩。通过科学的绩效考核体系，使医疗集团内部建立起有责任、有激励、有约束、有竞争、有活力的运行机制。

三、开展医疗集团内部核算或有偿服务

医疗集团内部分工协作机制将会给各层级医疗机构带来一些变化。上级医院会提供一些新的服务项目，如带教、帮扶、培训、远程会诊、专家团队参与管理等，从而带来医院资源的消耗和成本的增加。对下级医疗机构而言，接受上级医院下转的病情稳定的患者，也需要一些经济激励。因此，可以在较紧密型的医疗集团内，实行内部核算，构建标准化、可操作、可测量的核算体系。在较松散的医疗集团内，可实行双向结算，在各级各类医疗机构之间建立与分工协作机制相配套的利益分成

机制。通过这种方式，实现医疗集团管理的标准化、精细化和可持续发展。

四、重视对基层医疗机构的考核

医疗集团对基层医疗机构考核，主要包括转诊率、医务人员技术水平、服务态度、医疗安全和患者满意度等，对医疗服务质量较低的基层医疗机构进行问题诊断，确保基层医疗机构能够胜任并出色完成其在医疗集团中的角色和任务。

五、集团内同质化管理和质量控制

医疗集团内设置"质量管理控制中心"，以集团质量管理控制中心为枢纽，成员医疗机构质量管理控制组织为纽带，构建中心辐射、多点联动的医疗集团管理质量控制体系，成立医疗集团医疗管理、质量控制、院感管理、临床药事管理、优质护理等专业督导组。控制中心及相关组织定期、不定期对医疗集团内各级各类医疗机构的医疗质量、医疗安全执行质量控制、监督、管理、考核活动，并整改督查；医疗集团成员医疗机构品牌统一，对集团内医疗质量一致性承诺，用核心医院品牌带动基层医疗机构发展。

六、构建医疗集团资源(技术、设备、人才、信息等)共享互通机制，制定具体详细可操作的相关制度

如在医疗集团内建立会计核算中心，以规范基层核算标准，增强基层财力；建立病理中心，解决基层病理医生力量薄弱、投资分散、质量不高、安全隐患严重等诸多问题；建立远程会诊中心、远程教育中心、远程影像中心、远程临检中心、远程心电中心等，实现医疗集团内部技术资源的共享互助、相互支持和检查检验结果互认等；在医疗集团内对物流、保洁、绿化、消毒供应、基建维修等后勤服务集中化管理，开办医疗集团后勤中心，开展集团内统一配送业务，可防治重复建设，提高效率，节约资源。通过这些措施，加快实现"资源集约化、管理同质

化、发展均衡化、协同一体化"。

七、集团管理提倡柔性与刚性并存

在凭借制度制约、契约监督、采取激励和惩罚措施保证系统和组织秩序的基础上，依据集团的共同价值观和组织文化、精神氛围进行人性化管理，塑造集团品牌，增强职工的归属感和认可度；改变外部控制为以自我控制为主，注重自查自律，调动医务人员参与集团协同工作的积极性，使医务人员能够积极主动地参与医疗集团的工作；改变激励方式，满足员工的自我实现；改变组织形式，让管理组织向扁平化发展，通过精简机构、合并业务，消除中间层次和条块分割，降低运行成本、提高协同效率。

八、加强医疗集团经营管理，提高集团协同效率

学习国外的医院管理方式，可引进工商管理类、法律类、经济类专业人才，建立集团内部专门的经营决策机构，主要负责收集医疗市场信息、研究政府各项相关政策、创新和探索医疗集团协同管理方式，为集团的协同发展出谋划策。

九、推进医疗集团管理团队职业化

公立医疗集团应加速高素质职业化医院管理人才队伍建设和现代医院职业经理人的培养。建立科学完善的医院管理人员准入制度、集团内部管理培训制度，对医院管理人员培养、选拔、聘用、考核进行严格管理，全方位推进管理层职业化，提高管理人员的战略规划能力、决策能力、组织协调能力、危机处理能力、知人善用能力、创新能力、市场学习能力等。

十、建立健全以健康为导向的绩效薪酬制度改革

医疗卫生机构、医务人员是医疗卫生服务的生产力、提供者，是医疗资源整合和医疗集团协同发展的践行者。无论是统筹整合医疗资源，

还是促进医疗资源下沉，都只是手段，目的是实现以大健康为导向的医疗卫生体系改革。要实现发展方式从以治病为中心到以健康为中心的转变，最终还是要落实到医疗机构和医务人员观念、行为的转变上来。因此，需尽快建立突出健康服务指标的医疗机构绩效体系，改革医务人员的绩效薪酬制度，调整医疗机构和医务人员的收入结构，调动医务人员以健康为导向开展工作的积极性。

十一、建立集团内协同转诊机制

为了更好地以医疗集团为依托，落实分级诊疗，在医疗集团内有必要建立明确的双向转诊制度和实施细则，集团内各级成员医疗机构需签订双向转诊协议，明确各自的责任和义务，做好双向转诊费用结算。同时可规定医疗集团内各成员医疗机构执行双向转诊取消二次起付线的惠民措施，报销比例按照当地医保中心有关文件执行。在集团内部建立绿色通道，配套双向转诊信息模块，实现医疗集团总部和成员医疗机构（成员医院、社区卫生服务机构）之间双向转诊无缝连接，保证患者诊疗护理的安全性和连续性。

第十章　适合我国国情的公立医疗集团协同实现路径

第一节　我国公立医疗集团协同能力提升策略探讨

一、宏观层面要素协同

公立医疗集团宏观层面的协同能力主要表现在战略协同能力和文化协同能力两个方面。它们在大方向上为医疗集团的各成员医疗机构指明了路线和范围，促进各成员医疗机构在共同的指引下协同前进。提升公立医疗集团的协同能力，首先要提升宏观层面的协同能力，即战略协同能力和文化协同能力。

1. 战略协同

在公立医疗集团内制定集团战略目标和发展规划，集团内各单位以集团的既定战略目标为根本目标，执行共同的战略任务，按照统一的战略设计或战略意图，充分调动、周密组织和有效地协调各种力量，协调一致地开展战略行动。集团体系中的各成员医疗机构的战略发展目标、使命、方向、实现路径都必须一致于医疗集团，这样才能发挥协同效应，创造更大的价值。

2. 文化协同

加强医疗集团的品牌建设，如确定医疗集团标志、吉祥物、集团宣传片等；确定医疗集团院训、集团理念，制定集团章程和员工手册，形成共同的行为准则；在管理中体现以人为本，对全体员工的价值观进行整合(王海旭等，2017)；给员工提供良好的保障，并通过各种激励机制来促进组织机构的调整，确保医疗集团内部形成相同的文化价值观念(秦维等，2017)。在整个医疗集团内形成一种愉快的、和谐的、温馨的文化氛围，培养医务人员服务理念，让医务人员对医疗集团和医院产生家的归属感和集体荣誉感，对待患者就像对待自己的亲人一样，给予患者足够的耐心、细心和关心，用积极而又温和的心态去对待工作和患者，有利于缓解当前普遍紧张的医患关系。

二、中观层面要素协同

公立医疗集团中观层面的协同能力主要表现在组织协同能力、制度协同能力、资源协同能力、信息协同能力四个方面。中观层面协同的主要目的是使医疗集团的各成员医疗机构在组织和制度上实现统一规范，从而实现成员之间资源、信息的协调发展与共享，促进医疗集团的协同和沟通，以便医疗集团创造更大的价值。提升公立医疗集团的协同能力，要提升中观层面的协同能力，即组织协同能力、制度协同能力、资源协同能力、信息协同能力。

1. 组织协同

集团内诸多成员医疗机构通过有效的组织间互动，形成良好的对接来促进共同发展，使整个医疗集团网络成为一个有机的系统。具体来说，可按照精简高效的原则，在医疗集团内各医疗机构推进内部职能机构改革，将原来的多个职能科室精简合并；同时，在医疗集团内建立统一的管理体系和管理机构，对集团的运营和发展统一管理调控，对集团内各医疗机构的经营管理、质量控制等统一标准和考核，在集团成员医疗机构内部的管理体系中也有专门的机构与集团管理机构或者其他集团成员医疗机构内部管理机构进行互动(韩晖，2010)。

2. 制度协同

为了达到制度协同，应根据医疗集团的总体战略发展目标和集团规章制度来调整和修订医疗集团成员医疗机构内部的规章制度，或者对集团成员医疗机构实行制度同一化管理。如：制定集团"管理制度和工作流程汇编"，对集团成员医疗机构医务人员的行为进行全方位的规范；对集团内医务人员技能和医德采用相同的标准和方式进行考核；对集团内成员医疗机构根据统一方案进行绩效考核等。

3. 资源协同

对医疗集团人力资源统一管理和规范化培训，建立有核心竞争力的优秀人才队伍；根据科室实力和发展目标对人才分布进行调整，形成优势互补，均衡整体实力。对医疗资源实行阶梯状分配，中心医院以高、精、尖仪器为主，初级设备向基层分配，提高基层医疗机构检验和实验水平。在科研、教学管理中，根据各医疗机构实力分配课题指标，以大型医院为核心开展科研课题，带动基层医疗机构参与大型课题实践。优化集团内布局，根据功能定位，整合特色医疗机构和特色学科，成立特色专科诊疗中心和集团临检、影像、病理临床诊断中心等。通过资源协同，特别是对人力资源的培养和帮扶，能够帮助基层医疗机构提高服务能力和服务质量，为患者就医提供便捷，促进缓解"看病难、看病贵"。

4. 信息协同

信息协同不仅是指医疗集团内部的信息共享，而且还包括信息互补的效应。成员医疗机构之间可以通过计算机网络系统或专属的信息平台进行各种方式的联系与合作，将"信息孤岛"集成起来，加强各成员医疗机构之间的合作紧密性和便捷性，同时为实现集团内部业务协同提供条件。因此，医疗集团应该加强信息化建设，成立医疗集团信息中心，建设集团信息系统，对医疗集团各成员医疗机构的信息系统建设也要统一规划和改造、统一投入、统一管理、统一维护，实现医疗集团内信息资源跨医院、跨社区、跨区域互联互通，共享利用(王成，2016)。通过集团信息平台，医疗集团管理层可以对成员医疗机构运营情况实行实时监控和管理，医疗集团管理层可以对整个集团的数据进行整合和发布；集团成员医疗机构可以在信息平台上交流互动，获取患者就诊信息、检查结果信息等；可以借助集团信息平台更好更方便地实现双向转诊。(林辉等，2017；刘雯婧等，2017；张慧林等，2015；罗桢妮等，2014)

三、微观层面要素协同

公立医疗集团微观层面的协同能力主要表现在创新协同能力、契约协同能力、业务协同能力、流程协同能力四个方面。这一层要求医疗集团的各成员医疗机构在具体细节方面协调一致,共同作用促进医疗集团具体环节的有效协同。

1. 创新协同

创新协同是指医疗集团内能够构建统一、开放的技术平台和研发平台,使得每个集团成员医疗机构能够在此平台上开展技术创新、科研成果的交流,进而加强技术和研发的共享性、兼容性和扩展性,在规范的技术框架下,加强沟通与创新。在公立医疗集团内,应推进学科合作,提升医学科研水平;核心医院可以将中心实验室等科研设备和场所向集团成员医疗机构开放,与集团其他医疗机构共同建立医学研究中心和组建研发团队,与集团其他医疗机构合作开展医学科学研究,医疗集团成员单位联合申报科研项目等。并且,将先进的医疗技术、科研技术、研发成果在医疗集团内分享、相互交流和学习经验。

2. 契约协同

契约协同是指将公立医疗集团的发展战略、运作管理、各种办医要素等作为契约设计的组成部分,让它们之间相互作用、相互依存、相互制约,从而制定集团成员之间的规则良好的合作契约和有效的运行管理机制,创造出相互信任和互惠合作的氛围,减少或消除合作风险,为公立医疗集团协同能力的形成提供支持和保障。

3. 业务协同

业务协同是指医疗集团成员医疗机构之间进行医疗业务活动的互动和业务信息交换、共享、流通、互认等,不同成员间医疗业务相互帮扶或者优势互补。为了促进业务协同,可以在集团内部建立人员、信息、服务的互通机制,医疗集团各医疗机构间建立相同规格的信息系统,使处方、检查、诊断结果可以流通互认,方便病例书写与患者转诊、会诊(曹军华等,2017)。以前独立的各级医院因为经济效益等原因,对其他医院的检查、检验结果不予认可，从而加重病人经济负担、导致医疗资源浪费。成立医疗集团后，信息化广泛应用，医疗集团可以以县级医院（二级医院）为基础单位，配备标准的检查、检验设备，制定、落实标准化检查、检验流程和规范。上级医院以基层医疗机构的常规检查、检验结果为依据，仅对需要补充的部分进行复查、复检。这样不仅可以节约病人的诊疗费用支出，减轻患者的就医经济负担，缓解"看病难、看病贵"，也是对社会资源的节约。

还可以在医疗集团内实行个人医疗一卡通。医疗集团内各个医疗机构联网起来，可以建立患者个人唯一的信息账户，录入从出生到目前健康状况的个人医疗信息，医疗信息可包含诸多资料，如：就诊地点、主治医生、就诊事由、检查检验和诊疗结果、用药情况、手术状况等，方便患者在不同医疗机构就诊。同时，个人医疗一卡通还可以让诸如自助式挂号、自助式取药、电子支付等实现，从而大大简化就诊流程，提高就诊效率。

4. 流程协同

在集团内，可以建立集团采购配送、消毒供应、绿化保洁等后勤服务中心，集团内成员医疗机构可以通过采购配送中心，以集团为单位共同采购药品、材料、设备等；各成员医疗机构也可以由后勤服务中心统一开展消毒供应、绿化保洁等工作。医疗集团内可设社区卫生服务管理中心，专门负责集团内社区卫生服务中心与医院的转诊工作，保障转诊流程的畅通和协同。医疗集团成员医疗机构共享统一的集团品牌、营销方式和渠道。医疗集团内制定相关制度，对各成员医疗机构的服务流程设置统一规范和统一管理，促使医疗机构之间服务流程可以相互衔接。

四、宏观、中观、微观协同层面的协同

公立医疗集团的协同能力是指由宏观、中观、微观三个协同层面的协同能力有机整合而构成的能力系统。在宏观层面上，由于文化协同能力和战略协同能力在总体大方向上已经为医疗集团各成员医疗机构指明了路线和范围，形成了共同的医疗集团文化和战略目标，促使集团各成

员在同一的指引下协同前进；在中观层面上，由于制度协同能力、信息
协同能力、资源协同能力、组织协同能力四个方面的整合，规范地组成
了医疗集团的各个医疗机构之间的组织结构和制度，从而实现集团成员
之间资源、信息的协调发展与共享，促进集团成员的协同和沟通；在微
观层面上，因创新协同能力、契约协同能力、业务协同能力、流程协同
能力四个方面的协同，使得医疗集团的各组成部分在具体细节方面能够
协调一致，共同作用互补互助，促进医疗集团每个具体环节的有效
协同。

　　对于一个公立医疗集团来说，它的各种协同能力并不是单独提升
的，只有兼顾各个方面的协同因素，才能全面提升协同能力；而且这三
个层面的协同能力也不是孤立存在的，只要一个方面的协同能力出现问
题，那么其他方面势必会受到影响。因此，在提升协同能力时，一定要
注意 3 个协同能力层面和 10 个协同能力要素的均衡协调发展。

第二节　我国公立医疗集团协同模式与协同策略选择

　　在前阶段研究中，对我国公立医疗集团的结构模式进行了梳理，对
不同模式的协同能力进行了分析。通过分析可知，医疗集团内部不同层
级关系会影响集团的协同能力，横向型公立医疗集团达到协同一致阻碍
较小，纵向型公立医疗集团协同能力会被削弱；医疗集团内成员不同连
接关系、不同紧密程度，会影响集团的协同能力，紧密型模式医疗集团
协同能力强，半紧密模式医疗集团协同能力较强，松散型模式医疗集团
协同能力较弱；医疗集团内部成员所属地域不同，会影响集团的协同能
力，省域医疗机构联盟相对于其他三类来说，整体协同合作能力会薄弱
一些。

　　但是，不同类型的公立医疗集团在组建时遇到的情况也会不一样。
紧密型模式的公立医疗集团由于涉及资产的重组和整合，需要将医疗集
团内部各成员医疗机构各类资源重新进行分配，利益牵涉面广且复杂，
难度和阻力都比较大。半紧密型医疗集团以在签订长期托管协议的基础

上整体托管，涉及多方面的资源整合，但未涉及资产问题，实现难度不太大。而松散型医疗集团主要是以合作协议为基础进行联结，不涉及资产和资金，牵涉利益分配较小且简单，因此较容易实现。

综合上述分析，不同的内部层级关系、不同的联合关系、不同的所属地域都会影响公立医疗集团的协同能力。为了使公立医疗集团能够更好更持续地协同发展，各地在考虑组建医疗集团的时候，应结合本地区区域卫生规划情况，结合欲加入医疗集团医疗机构本身的性质和情况，综合不同模式的组建难度以及不同模式的协同能力大小，考虑采用何种模式组建医疗集团。

不同组建模式的公立医疗集团应根据自身模式的特点，注重集团协同能力的发展和改善，针对不同模式采用不同的协同能力提升策略。对于紧密型模式的公立医疗集团而言，因为其属于较典型的集团模式，集团内部实行一体化管理，其协同目标应该是必须达到、保持且不断提升宏观层、中观层、微观层三个层面十个要素的整体协同能力。对于半紧密型模式的公立医疗集团而言，其协同目标除了必须达到宏观层面的战略协同外，还应该尽量在集团内形成统一的文化价值理念，尽量为达到组织、制度、资源、信息、流程、契约、业务、创新等方面的协同发展创造条件。对于松散型模式的公立医疗集团而言，由于其本身就比较松散，联结并不紧密，中观层面组织协同、制度协同、资源协同、信息协同可能并不太适用，因此，首先必须保证宏观战略上的协同，这也是医疗机构联结的基础；其次，注重微观层面上的协同发展，努力创造条件以完善流程协同、创新协同、业务协同、契约协同等。

第三节　我国公立医疗集团协同合作机制构建

公立医疗集团以资产、技术、管理、信息等作为纽带来联结内部成员医疗机构，成立医疗集团后要重构医疗集团的内部管理与功能框架，重新定位各成员医疗机构，各成员医疗机构之间利益协调问题至关重要。如果成员医疗机构之间的协同合作机制缺失，势必会因协调成本的增加，影响医疗集团的运营管理效率。从长远来看，公立医疗集团必须建立完善的协同合作机制，实现资源的合理整合，这样不仅能够促使公立医疗集团保持高效可持续性的协同发展，还可以促进分级医疗和上下转诊的实施，方便患者诊疗、减少资源浪费、减轻患者就医负担。

一、公立医疗集团各成员医疗机构的关系和定位

建立公立医疗集团协同合作机制，要分清医疗集团内部各成员医疗机构的关系和定位。在医疗集团中，各成员医疗机构可能包括三级医院、二级医院、综合医院、专科医院、社区卫生服务机构、乡镇卫生院等。不同医疗机构在医疗集团中定位是不一样的。

按照区域卫生规划，社区卫生服务机构要进行标准化建设，实现六位一体功能，即社区预防、保健、医疗、康复、健康教育及计划生育技术指导六位一体。因此，社区卫生服务中心应该被定位为服务大众的基础医疗网络，成为社区公众的健康驿站。

二级医院要加快特色重点专科建设步伐，突出特色，因此需要医疗集团统筹考虑技术力量和医疗设备的配备；专科医院要实现做精专有领域专业，对区域内常见专科疾病集中收治，促进专病专治，为上级医院分担压力，又实现自身发展。

三级医院要打造实力雄厚的优势学科群，聚集最高端的医疗技术和医疗设备，成为地区急诊急救、诊治疑难杂症的区域医学中心，成为该区域可信赖的高端医院。

根据各级别医院的功能和定位，在医疗集团中，往往以实力雄厚的大型综合医院(三级医院)为核心医院，属"医疗中心"，以二级医院和专科医院为中坚力量，以社区卫生服务机构(基层卫生服务机构)为健康网点，呈"辐射状"分布广泛覆盖，共同形成医疗服务体系网络。

在集团理事会统一决策下，编制医疗集团发展规划，明确三级核心医院、二级医院、专科医院以及社区卫生服务机构的功能定位和发展方向，推动集团各医院的错位发展与协同发展，构建医疗集团不同层级医疗机构之间的分工协作体系；按照服务功能定位，调配存量资源、购置

医疗设备，改、扩、新建各级医疗单位。

二、公立医疗集团各成员医疗机构的角色和责任

建立公立医疗集团协同合作机制，要明确医疗集团内部各成员医疗机构的角色和责任。医疗集团内各级医疗机构保持本身角色和职责，在集团内又被赋予新的角色和职能。将区域内的医疗机构从原来的母体中剥离出来，纳入医疗集团，要使各医疗机构明确其在医疗集团内承担的角色和责任，着眼于改变各自为战、相互竞争、重复建设、资源浪费、整体不协同等状况。在医疗集团中，形成以大型综合医院(三级医院)为核心，二级医院或专科医院为桥梁，基层卫生服务机构为基础的医疗服务网络。大型综合医院(三级医院)，作为第一层，处于网络地位，是医疗集团的"老大哥"，应在急诊急救、疑难病例会诊或手术、医务人员培养培训、业务技术指导和交流、人才与设备援助等方面给予下级医院帮助和支持，还要承担学科建设、医学科研和教学任务；二级医院，根据规模、能力、区域情况而选定，作为第二层，负有管理下属基层医疗机构、对下属基层医疗机构进行技术指导和交流、对医务人员培养培训等方面的职责；基层卫生服务医疗机构，以居民方便就医为原则，转型而成，作为第三层，覆盖城市居民区，努力实现健康服务网格化管理，以居民电子健康档案为基础，对居民实行动态健康监测和管理，对老人、慢性病患者等重点人群定期家庭访视，以及提供公共卫生预防服务。

三、公立医疗集团各成员医疗机构的分工与合作

建立公立医疗集团协同合作机制，要理清医疗集团内部各成员医疗机构的分工与合作。要在医疗集团内部制定清晰的分诊路径，按疾病治疗的难度、急慢性程度和收治时长等将患者分类，将普通常见病、多发病与慢性病的患者分至基层医疗机构就诊，疑、难、重症患者分至大型医院收治，传染病、精神病及妇幼保健等患者分至专科诊治，使医疗机构各司其职，患者各得其所，充分发挥整体实力。

在医疗集团内部，还要制定标准、流程、考核办法明确的双向转诊机制，开设"绿色通道"，通过数字化平台和远程技术支持等方式，增强医院与基层医疗机构间互动，实现下级医疗机构将急、危、重症患者上转，上级医疗机构将慢性病、康复期患者下转的双向转诊。同时，在教学、科研、人才培养、资源共享等方面，也需要各级医疗机构的相互配合。

第四节　建立健全公立医疗集团协同发展的相关法律、法规、规章和政策保障

在前阶段研究中，对我国公立医疗集团协同发展面临的障碍进行了分析，其中有一点就是医疗集团定位不明确，缺少相关的法律法规和政策保障。由于医疗集团定位、功能、职责形式等尚无明确规定，医疗集团社会地位、属性、管理主体、责任主体不清，产权制度、法人治理结构、医疗集团管理等方面法律法规制度和政策不健全，首先便会影响医疗集团的整体战略目标制定和发展规划，影响医疗集团内部各成员医疗机构的职能和定位，影响整个集团在战略层面上的协同发展和有机整合。

借助于法律的力量指导医疗集团成立和运营，不仅可以从法律上保障集团联合的顺利实施，还可以增强联合的透明度，明确参与医疗集团各方的责任、权利和义务，对于在集团化过程中把握正确方向、规范操作过程、保证医疗集团的成功建立，以及在医疗集团的管理和运营过程中保证成员单位的紧密团结、良好互动、协同发展等均具有非常重要的意义。而当前，由于我国的公立医院集团化改革措施尚缺乏完善的法律依据和政策依据，在一些已经成立的医疗集团中，许多重要性决策都是通过政府文件来公布，没有较强的法律效力，有一些医疗集团仅仅依据内部协议来开展工作，这样很难确保医疗集团的执行效果和可持续性协同发展；假若简单套用企业集团或者单个公立医院的管理模式，则很有可能会影响医疗集团的健康发展。

210

因此，政府有关部门，尤其是卫生行政管理部门，应该尽快对公立医疗集团的组建建立规范化、制度化、法制化的宏观调控体系和相关政策，以解决公立医院集团化改革后管理组织认证、资产权益关系处理等问题，如：界定公立医疗集团以及集团管理部门和管理者的法律地位，明晰医疗机构兼并重组组建医疗集团后的产权和归属，明确医疗集团法人代表，明确医疗集团成员与集团的法律关系以及医疗集团成员之间的法律关系，理顺分属于不同部门和地区医疗机构的党政隶属关系与组建医疗集团后集团管理体系之间的关系等。国家层面还应出台明确的政策文件对公立医疗集团的具体行为进行指导，明确公立医疗集团责任主体、管理主体，鼓励公立医疗集团构建实体格局，明确医疗集团内部责、权、利，使医疗集团各成员能够更紧密地团结在核心医院周围，又能够更好地开展自身的工作，使整个医疗集团协同发展。

另外，目前公立医疗集团协同发展过程中还缺乏一些相关配套政策的保障。如集团内不同成员医疗机构的人力资源流动涉及编制管理问题和医师多点执业的问题，不同级别医疗机构患者相互转诊涉及现行医保制度衔接的问题，不同级别医疗机构联合组建医疗集团还涉及不同级别财政补偿和资金分配的问题等。这些配套政策保障的缺失，会影响公立医疗集团管理和运行过程中的资源协同、流程协同、契约协同等多方面，从而影响整个医疗集团的协同能力和协同持续发展。因此，政府有关部门还应该尽快出台相关政策措施，以保障医疗集团协同发展。

参 考 文 献

[1] 柴珺. 关于松散型医院集团实施精细化管理的思考[J]. 当代经济, 2010, 7: 46-47.

[2] 万祥波, 朱夫, 杨扬, 等. 医疗集团化改革的探索与体会[J]. 中国卫生资源, 2013, 16(4): 260-262.

[3] 熊季霞, 李月. 公立医院集团化发展中存在的问题与对策研究[J]. 南京中医药大学学报(社会科学版), 2012, 13(4): 226-230.

[4] 林枫, 王海荣, 吴宝林. "集团化+法人治理": 公立医院管理体制改革的新模式[J]. 中国卫生事业管理, 2010, 9: 584-586.

[5] 车芳. 企业集团概念新解[J]. 经营与管理, 2004(4): 29.

[6] 郝模. 组建医疗集团利弊分析[N]. 健康报, 2003-04-15.

[7] 陈志兴. 组建非营利性医院集团的原则与规范[J]. 中国医院管理, 2001, 21(5): 11-13.

[8] 邹俐爱, 丘金彩, 冯丽仪, 等. 公立医院集团化运营模式剖析[J]. 现代医院, 2010(12): 106-107.

[9] 孟珏. 中国式集团化——公立医院集团化演变从市场博弈到政策整合[J]. 中国卫生人才, 2011(6): 32-35.

[10] [美]威斯顿·J. 弗雷德. 兼并、重组与公司控制[M]. 北京: 经济科学出版社, 1989.

[11] 王琛, 简韧. 企业如何获得协同效应[J]. 工会论坛, 2004 (04): 70.

[12] 钱学森. 论系统工程[M]. 长沙: 湖南科学技术出版社, 1982.

[13] 井然哲. 基于自组织协同论的企业集群系统发展机理研究[J]. 管理

工程学报，2007(2)：53-55.

[14] [美]斯蒂芬·P. 罗宾斯. 管理学[M]. 李原，等，译. 北京：中国人民大学出版社，2002.

[15] [美]迈克尔·A. 希特. 战略管理(中文版)[M]. 焦豪，等，译. 北京：机械工业出版社，2002.

[16] [英]亚当·斯密. 国民财富的性质和原因的研究(上卷)[M]. 郭大力，等，译. 北京：商务印书馆，1997.

[17] [美]H. 法约尔. 工业管理与一般管理[M]. 迟力耕，等，译. 北京：中国社会科学出版社，1982.

[18] [美]丹尼尔·A. 雷恩. 管理思想的演变[M]. 赵睿，等，译. 北京：中国社会科学出版社，2000.

[19] [美]切斯特·巴纳德. 经理人员的职能[M]. 王永贵，译. 北京：机械工业出版社，2013.

[20] [美]弗莱蒙特·E. 卡斯特，詹姆斯·E. 组织与管理：系统方法与权变方法[M]. 傅严，李柱流，等，译. 北京：中国社会科学出版社，2000.

[21] [美]保罗·S. 麦耶斯. 知识管理与组织设计[M]. 珠海：珠海出版社，1998.

[22] [丹麦]尼古莱·J. 福斯，克里斯蒂安克努森. 企业万能：面向企业能力理论[M]. 李东红，译. 大连：东北财经大学出版社，1998.

[23] 孙逊. 公立医院集团化经营的经济学分析及其治理结构研究[D]. 第二军医大学，2007.

[24] 顾英奇. 发展横向联合，推进卫生改革——在全国医疗协作体经验交流会上的总结讲话[J]. 中国医院管理，1986，6(9)：5-8.

[25] 刘霞. 上海市公立医院整合动因及效应研究[D]. 上海交通大学，2009.

[26] 李洪兵. 我国医院集团形成机制研究[J]. 中国医院管理，2007，27(2)：9-12.

[27] 宫芳芳，孙喜琢，胡国萍，等. 我国公立医院集团发展现状及展望

[J]. 现代医院管理, 2013, 11(3): 2-5.

[28] [美]罗伯特·D. 巴泽尔, 布拉德利·T. 盖尔. 战略与绩效: PIMS 原则[M]. 盖尔, 吴冠之, 译. 北京: 华夏出版社, 2000.

[29] 毛克宇, 杜纲. 基于协同产品商务的企业协同能力及其评价模型 [J]. 内蒙古农业大学学报(社会科学版), 2006(2): 165-166.

[30] 周和荣, 李海婴. 敏捷企业协同模型及机理研究[J]. 武汉理工大学 学报, 2003(6): 149-151.

[31] 吴正刚, 韩玉启, 孟庆良. 能力型模块化企业群的协同体系构建 [J]. 科技进步与对策, 2005(6): 9-10.

[32] 应可福, 薛恒新. 企业集团管理中的协同效应研究[J]. 2004, 18 (5): 135-138.

[33] 高晶, 关涛. 基于战略柔性的企业集团协同机制研究[J]. 哈尔滨工 业大学学报(社会科学版), 2007(1): 122.

[34] 王晓静. 企业集团研发协同与研发绩效的实证研究[D]. 山东大 学, 2012.

[35] 徐兆铭, 王哲, 乔云霞. 高校协同创新中的组织变革方向及对策研 究[J]. 高校教育管理, 2013, 7(6): 15-19.

[36] 吴明隆. 结构方程模型——AMOS 的操作与应用[M]. 重庆: 重庆 大学出版社, 2009.

[37] 宫芳芳, 孙喜琢, 林君. 我国公立医院集团法人治理结构的分析与 优化[J]. 现代医院管理, 2013, 11(3): 5-7.

[38] 晏贤斌. 基于 SOA 的医院集团信息系统[J]. 中国卫生信息管理杂 志, 2013, 10(1): 63-68.

[39] 马义杰. 医院集团化模式的探讨——建立现代医院制度实行公司化 经营[J]. 中国医院, 2001, 5(6): 31-33.

[40] 顾昕. 镇江: 艰难的集团化之路[J]. 中国医院院长, 2010(Z1): 59-61.

[41] 张寓景, 孙逊, 李婷. 我国医院集团发展现状与对策分析[J]. 解 放军医院管理杂志, 2007, 14(6): 411-412.

[42]刘霞，刘君，何梦乔. 公立医院纵向整合对医院成本的影响研究
[J]. 中国卫生统计，2009，26(5)：507-508.

[43]周洲，张甄. 公立医院集团化建设财务集中管理初探[J]. 金融经
济，2010(14)：160-161.

[44]陈金祥. 也论竞争和协同[J]. 系统辩证学学报，1998，6(1)：
30-35.

[45]刘友金，杨继平. 集群中企业协同竞争创新行为博弈分析[J]. 系
统工程，2002，20(6)：22-26.

[46]赵怀周，林健. 企业协同管理如何实现1+1>2[J]. 中国科技月报，
2001(03)：50-51.

[47]毛克宇，杜纲. 基于协同产品商务的企业协同能力及其评价模型
[J]. 内蒙古农业大学学报(社会科学版)，2006(2)：165-166.

[48]潘开灵，白列湖，程奇. 管理协同倍增效应的系统思考[J]. 系统
科学学报，2007(1)：70.

[49][美]马克·L. 赛罗沃. 协同效应的陷阱[M]. 杨炯，译. 上海：
上海远东出版社，2001.

[50][美]J. 弗雷德·威斯顿. 兼并、重组与公司控制[M]. 唐旭，译.
北京：经济科学出版社，1989.

[51]王深，简韧. 企业如何获得协同效应[J]. 工会论坛，2004
(04)：70.

[52]陈莉平. 基于协同效应提升企业的竞争力[J]. 技术经济，2005
(03)：25-26.

[53]陈甲华，邹树梁，刘兵，等. 战略联盟协同效应评价的模糊综合评
价方法与运用[J]. 商业研究，2006(01)：39-41.

[54]夏新平，宋光耀. 企业并购中协同效应的计算[J]. 华中理工大学
学报，1999(3)：34-36.

[55]孙晓玮，郝俊勤，冷金昌，等. 基于标准的区域协同医疗信息系统
[J]. 计算机系统应用，2011，20(11)：10-13.

[56]李海威. 医疗卫生信息共享与协同平台建设方案[J]. 广东科技，

2012, 21（13）：202-203.

[57] 范玉成，顾星，刘淮虎. 基于区域卫生信息平台的健康管理协同模式分析[J]. 中国卫生资源，2011, 14(5)：299-300.

[58] 郭锦秋，黄勇. 标准化临床路径与地域间协同医疗[J]. 解放军医院管理杂志，2009, 16(5)：403-404.

[59] 全宇，佥剑非，郭启勇. 构建区域协同医疗平台的探讨[J]. 中国医院管理，2009, 29(6)：54-56.

[60] 谢明均，谢钢，张毅. 构建区域协同医疗服务模式的探讨[J]. 现代医院管理，2011, 6(3)：18-20.

[61] 王淑，王恒山，王云光. 区域协同医疗系统及协同机制[J]. 解放军医院管理杂志，2010, 17(6)：517-520.

[62] 黄晋红，张延华，赵秀彩，等. 强化协同管理机制，促进临床合理用药[J]. 临床误诊误治，2010, 23(4)：378-379.

[63] 田江，曲建明，杜一平. 医疗服务供应链系统结构及协同管理研究[J]. 中国医院管理，2009, 29(3)：30-32.

[64] 肖莎，孟繁纯，王瑞雪. 感控科与护理部协同管理有效预防医院感染[J]. 哈尔滨医药，2012, 32(3)：219.

[65] 王晓明，姚永浮. 英国的公立医院管理制度改革及启示[J]. 医院领导决策参考，2005(8)：46-49.

[66] 代涛，陈瑶，韦潇. 医疗卫生服务体系整合：国际视角与中国实践[J]. 中国卫生政策研究，2012, 05(9)：1-9.

[67] 韩晖. 新加坡医疗保健服务的经验与启示[J]. 首都医科大学学报（社会科学版），2010, 07(3)：55-58.

[68] 代涛，陈瑶，马晓静. 新加坡公立医院改革的主要做法与启示[J]. 中国卫生政策研究，2012, 5(8)：4-8.

[69] 郑雪倩，王霞，迟宝兰，等. 国外公立医院法人治理结构模式研究[J]. 中国医院，2007, 11(5)：8-10.

[70] 王晓波. 江苏省镇江市康复医疗集团改革研究[D]. 南京中医药大学，2012.

[71]范靖. 阶梯型区域医院集团模式研究[D]. 南方医科大学, 2012.

[72]宫芳芳, 孙喜琢, 张天峰. 创新罗湖医院集团运营管理模式[J]. 现代医院管理, 2016, 14(6): 5-7.

[73]王碧艳, 徐明江. 国内医疗集团建设的实践与思考[J]. 中国农村卫生事业管理, 2018, 38(11): 1431-1433.

[74]孔令大. 区域性公立医疗联合体的构建及其法人治理结构模式研究[D]. 沈阳药科大学, 2014.

[75]蔡培铭, 郭绍根, 彭巧平. 区域性医疗集团运行模式的改革实践[J]. 中国医院管理, 2016, 36(7): 16-18.

[76]李梦斐. 我国"医联体"发展现状及对策研究[D]. 山东大学, 2017.

[77]李文敏. 我国公立医院法人治理及其路径研究[D]. 华中科技大学, 2009.

[78]李曼琪, 李文敏, 方鹏骞. 我国医疗联合体法人治理的可行性分析及路径选择[J]. 中国医院管理, 2018, 38(5): 7-9.

[79]赵莹莹. 现代医院管理制度的保障机制分析[J]. 现代医院管理, 2016, 14(4): 37-39.

[80]方鹏骞, 苏敏, 闵锐, 等. 中国特色现代医院管理制度的问题与对策研究[J]. 中国医院管理, 2016, 36(11): 4-7.

[81]方鹏骞, 蒋帅, 杨兴怡, 等. 我国分级诊疗制度实施的关键问题与对策探讨[J]. 中国医院管理, 2016, 36(11): 1-3.

[82]杨曼茹, 王志伟, 赵桐, 等. 北京市区域医联体探路分级诊疗的实施困境与对策建议[J]. 中国医院, 2016, 20(11): 43-45.

[83]夏文凤, 王建宏. 医联体分级诊疗惠及区域群众[J]. 当代县域经济, 2016(6): 78-79.

[84]应亚珍. 医联体助力优质医疗资源"活血化瘀"[J]. 中国卫生经济学会, 2017(6): 34-45.

[85]马晓峰, 张华. 县级医院医疗联合体建设探索与思考[J]. 中国医院, 2018, 02(22): 36-39.

[86]张南，冷志伟，唐月红，等.分级诊疗背景下提升基层医疗机构服务能力的实践[J].中国医院，2016，20(12)：69-70.

[87]徐俐颖，褚淑贞.基于医联体分析分级诊疗制度的实施[J].现代商贸工业，2017(29)：125-127.

[88]姜道新，王楠，谢川，等.基层医院分级诊疗和双向转诊的实施现状与对策[J].中国农村卫生事业管理，2017，09(37)：1034-1037.

[89]杜杏利，高欢，李卉，等.国内外医联体及分级诊疗构建模式对比与思考[J].中国医院，2017，21(12)：40-42.

[90]张彦生，王虎峰.基于分级诊疗的公立医院功能定位探究[J].中国卫生经济，2017，09(36)：14-17.

[91]牛晓晖.基于医疗联合体的区域医疗信息平台建设与应用探讨[J].中医药管理杂志，2017，22(25)：124-127.

[92]王海旭，贾慧萍，陈在余.我国医疗联合体发展的问题及对策分析[J].卫生经济研究，2017(12)：22-24.

[93]秦维，吴雪影，王秋节，等.基于区域协同急救云平台的医疗联合体"双向转诊"路径探索[J].中国医院，2017(21)：66-68.

[94]王成.构建以制度建设为核心的医联体管理体系[J].卫生经济研究，2016(09)：17-19.

[95]林辉，董津.互联网+医联体助力分级诊疗落地[J].中国医院，2017，21(5)：52-53.

[96]刘雯婧，王琼.论医疗联合体运行中所存在的法律风险[J].医学与法学，2017，9(2)：45-48.

[97]张慧林，成昌慧，马效恩.分级诊疗制度的现状分析及对策思考[J].中国医院管理，2015，35(11)：8-9.

[98]罗桢妮，胡天天，赵露，等.我国公立医疗集团协同发展AHP-SWOT分析[J].中国医院，2014，18(7)：5-8.

[99]曹军华，高畅，杨秋丽，等.发展儿科医联体，推进落实分级诊疗——淮海地区儿科医联体实践探索[J].江苏卫生事业管理，

2017, 28(5)：1-3.

[100]张丽芳, 张艳春, 林春梅, 等. 我国基层卫生综合改革政策梳理与分析[J]. 中国卫生经济, 2018, (1)：14-18.

[101][美]弗雷德里克·泰勒. 科学管理原理[M]. 马风才, 译. 北京：机械工业出版社, 2013.

[102][法]亨利·法约尔. 工业管理与一般管理[M]. 迟力耕, 等, 译. 北京：机械工业出版社, 2013.

[103][德]马克斯·韦伯. 社会和经济组织的理论[M]. 康乐, 简惠美, 译. 桂林：广西师范大学出版社, 2000.

[104][美]乔治·埃尔顿·梅奥. 工业文明的社会问题[M]. 费孝通, 译. 北京：群言出版社, 2013.

[105][美]艾尔弗雷德·D. 钱德勒. 战略与结构：美国工商企业成长的若干篇章[M]. 北京天则经济研究所, 北京江南天慧经济研究有限公司, 选译. 昆明：云南人民出版社, 2002.

[106][英]威廉·贝弗里奇. 贝弗里奇报告：社会保险和相关服务[M]. 北京：中国劳动社会保障出版社, 2008.

[107][美]H. 伊戈尔·安索夫. 战略管理[M]. 邵冲, 译. 北京：机械工业出版社, 2013.

[108]Ansoff H I. Corporate strategy：an analytic approach to business policy for growth and expension[M]. New York：McGraw Hill, 1965.

[109]Haken H. Synergetics an introduction[M]. New York：Springer, 1983.

[110]Wolfgang T, Hermann H. The functional aspects of self organized pattern formation[J]. New Ideas in Psychology, 2007, 25 (1)：1-15.

[111]Haken H. Information and self-organization[M]. New York：Springer-Verlag, 1998.

[112]Porter M E. Clusters and the new economics of competition[J]. Harvard Business Review, 1998(12)：77-99.

[113] Peter A C. "The synergism hypothesis" on the concept of synergy and its role in the evolution of complex systems[J]. Journal of Social and Evolutionary Systems, 1998, 21(2): 133-172.

[114] Soh P H. Network patterns and competitive advantage before the emergence of a dominant design[J]. Strategic Management Journal, 2009, 31(4): 438-461.

[115] Purser R E, Pasmore W A. Organizing for learning[J]. Research in Organizational Change and Development, 1992(6): 37-114.

[116] Katzenbach J, Smith D. The magic of teams[M]. Boston: Harvard Business School Press, 1993.

[117] Oerlemans L A G, Meeus M T H. Do organisational and spatial proximity impact on firm performance? [J]. Regional Studies, 2005, 39(1): 89-104.

[118] Richardson G B. The organization of industry[J]. The Economic Journal, 1972, 82: 883-896.

[119] Marshall. Principles of economics[M]. London: Macmillan, 1925.

[120] Wernerfelt B. A resource-based view of the firm [J]. 1984, 5(2): 171-180.

[121] Barney J B. Strategic factor markets: expectations, luck, and business strategy[J]. Management Science, 1986.

[122] Prahalad C K, Hamel G. The core competence of the corporation[J]. Harvard Business Review, 1990, 68(3): 79-91.

[123] Leonard-Barton D. Core capabilities and core rigidities: A paradox in managing new product development [J]. Strategic Management Journal, 1992, 13: 111-125.

[124] Teece D J, Pisano G, Shuen A. Dynamic capabilities and strategy management [J]. Strategic Management Journal, 1997, 18 (7): 509-533.

[125] Barney J B. Firm resource and sustained competitive advantage[J].

Journal of Management, 1991, 17(1): 99-120.

[126] Rumelt R P. Toward a strategic theory of the firm, in Lamb, R., eds., competitive strategic management[M]. Englewood Cliffs, NJ: Prentice Hall, 1984.

[127] Dierickx L, Cool K. Asset stock accumulation and sustainability of competitive advantage[J]. Manage Science, 1989, 35: 1504-1511.

[128] Lieberman M B, Montgomery D B. First mover advantage[J]. Strategic Management Journal, 1988, 9: 41-58.

[129] Barney J B. Looking inside for competitive advantage[J]. Academy of Management Executive, 1995, 9(4): 49-61.

[130] Conner K R. A historical comparison of resource-based theory and five schools of thought within industrial organization economics: Do we have a new theory of firm [J]. Journal of Management, 1991, 17: 121-154.

[131] Hunt S D. Resource-advantage theory: an evolutionary theory of competitive of firm behavior[J]. Journal of Economic Issues, 1997, 31 (1): 59-77.

[132] Makadok R. Can first-mover and early-mover advantages be sustained in an industry with low barriers to entry[J]. Strategic Management Journal, 1998, 19: 683-696.

[133] Nonaka I, Toyama R. A film as a knowledge creating entity: a new perspective on the theory of the firm [J]. Industrial and Corporate Change, 2009(1): 1-20.

[134] Ansoff H I. Implanting strategic management [M]. Prentice Hall International, 1984.

[135] Itami H, Roehl T W. Mobilizing invisible assets [M]. Cambridge: Harvard University Press, 1987.

[136] Sirower M L. The synergy trap [M]. New York: The Free Press, 1997.

[137]Prahalad C K, Hamel G. The core competence of the corporation[J]. Harvard Business Review, 1990: 5-6.

[138]Dahl B A. Organizational synergy in medical groups[J]. Physician Executive, 2000, 26(3): 29-33.

[139]Peter A G. Swarm creativity: competitive advantage through collaborative innovation networks [M]. USA: Oxford University Press, 2005.

[140]Bentler P M. EQS: structural equations program manual[M]. Encino, CA: Multivariate Software, 1995.

[141]Bollen K A. Structural equation with latent variables[M]. New York: Wiley, 1989.

[142]Hayduk L. Structural equation modeling with LISREL: essentials and advances[M]. Baltimore: The Johns Hopkins University Press, 1987.

[143]Jöreskog K G. Some contributions to maximun likelihood factor analysis [J]. Psychomertrika, 1967, 34: 182-202.

[144]Bentler P M. Multivariate analysis with latent variables: causal modeling[J]. Annual Review Of Psychology, 1980, 31: 419-456.

[145]Bentler P M. Some contributions to efficient statistics in structural models: specification and estimation of moment structures [J]. Psychometrika, 1983: 493-517.

[146]Jöreskog K G. A general approach to confirmatory maximum likelihood factor analysis[J]. Psychometrika, 1969, 34: 182-202.

[147]Jöreskog K G, Sörbom D. Advances in factor analysis and structural equation models[M]. Cambridge, MA: Abt Books, 1979.

[148]Spearman C. The proof and measurement of association between two things[J]. American Journal of Psychology, 1904, 15: 371-384.

[149]Tucker L R. Determination of parameters of a functional relation by factor analysis[J]. Psychometrika, 1958, 23: 19-23.

[150]Keeling. Maximum likelihood approaches to causal analysis. Ph. D.

dissertation[D]. University of Chicago, 1972.

[151] Wiley. The identification problem for structural equation models with unmeasures variables. In A. S. Goldberger & O. D. Duncan(Eds.), Structural Equation Models in the Social Science [M]. New York: Academic Press, 1973.

[152] Wright S. The method of path coefficients [J]. The Annals of Mathematical Statistics, 1934, 5: 161-215.

[153] Jöreskog K G. A general method for estimating a linear structural equation system. In A. S. Goldberger & O. D. Duncan (Eds), Structural Equation Models in the Social Science [M]. New York: Seminar, 1973.

[154] Hoyle R H. Structural equation modeling. Concepts, issues, and applications[M]. Thousand Oaks, CA: Sage, 1995.

[155] Mueller R O. Structural equation modeling: Back to basics [J]. Structural Equation Modeling: A Multidisciplinary Journal, 1997, 4 (4): 487-513.

[156] Bagozzi R P, Yi Y. On the evaluation of structural equation models [J]. Journal of the academy of marketing science, 1988, 16(1): 353-369.

[157] Mullins L A. Hospital-physician relationships: a synergy that must work[J]. Frontiers of Health Services Management, 2003, 20(2): 34-41.

[158] Martin S F, Iakovidis I, Nørager S. Synergy between medical informatics and bioinformatics: facilitating genomic medicine for future health care[J]. Journal of Biomedical Informatics, 2004, 37(1): 30-42.

[159] Berg M. The search for synergy: interrelating medical work and patient care information systems [J]. Methods Archive, 2003, 42 (4): 337-344.

[160] Maojo V, Iakovidis I, Martin-Sanchez F. Medical informatics and bioinformatics: european efforts to facilitate synergy [J]. Journal of Biomedical Informatics, 2001, 34(6): 423-427.

[161] Levine A S, Detre T P, Mcdonald M C. The relationship between the University of Pittsburgh School of Medicine and the University of Pittsburgh Medical Center—a profile in synergy [J]. Academic Medicine, 2008, 83(9): 816-826.

[162] Alexander J A, Halpern M T, Lee S D. The short-term effects of merger on hospital operations. Health Services Research, 1996, 30 (6): 827-847.

[163] Dranove D, Durkac A, Shanley M. Are multi hospital systems more efficient[J]. Health Affairs, 1996, 15(1): 100-104.

[164] Dranove D, Shanley M. Cost reductions or reputation enhancement as motives for mergers: the logic of multi hospital systems[J]. Strategic Management Journal, 1995, 16: 55-74.

[165] Dranove D, Lindrooth R. Hospital consolidation and costs: another look at the evidence [J]. Journal of Health Economics, 2003, 22: 983-997.

[166] Michael E P. Competitive advantage: creating and sustaining superior performance[M]. Free Press, 1998.

[167] Andrei S, Robert W V. Stock market driven acquisitions[J]. Journal of Financial Economics, 2003(70): 295-311.

[168] Niden C M. An empirical examination of white knight and corporate takeovers: synergy and overbidding [J]. Financial Management Winter, 1993(4): 28-43.

[169] Michael V K, Jessie G, Judith S, et al. Collaborative management of chronic illness [J]. Ann Intern Med, 1997, 127: 1097-1102.

[170] Burns L R, Bazzoli G J, Dynan L, et al. Impact of HMO market structure on physician-hospital strategic alliances[J]. Health Services

Research, 2000, 35: 101-132.

[171] Cuellar A E, Gertler P J. Trends in hospital consolidation: the formation of local systems[J]. Health Affairs, 2003, 22(6): 77-87.

[172] Shanley D M. Cost reductions or reputation enhancement as motives for mergers: the logic of multihospital systems[J]. Strategic Management Journal, 1995, 16(1): 55-74.

[173] Dranove D, Lindrooth R. Hospital consolidation and costs: another look at the evidence[J]. Journal of Health Economics, 2003, 22(6): 0-997.

[174] Wilcox-Gok V. The effects of for-profit status and system membership on the financial performance of hospitals [J]. Applied Economics, 2002, 34(4): 479-489.

[175] Propper C, Burgess S, Green K. Does competition between hospitals improve the quality of care? hospital death rates and the NHS internal market[J]. Journal of Public Economics, 2004, 88(7): 1247-1272.

[176] Ho V, Hamilton B H. Hospital mergers and acquisitions: does market consolidation harm patients? [J]. Journal of Health Economics, 2000, 19(5): 767-791.

[177] Mobley L R. Multihospital chain acquisitions and competition in local health care markets[J]. Review of Industrial Organization, 1997, 12 (2): 185-202.

[178] Gould M, Campbell A. Pursue for company cooperation at all cost[J]. Harvard Busines Review, 1990: 5-6.

[179] Menke T J. The effect of chain membership on hospital costs [J]. Health Services Research, 1997, 32(2): 177.

[180] Wayne K, Michael V K, Elizabeth L, et al. Collaborative management to achieve treatment guidelines. Impact on Depression in Primary Care[J]. JAMA, 1995, 273(13): 1026-1031.